GESTÃO ESTRATÉGICA
e Ferramentas de Qualidade em
Saúde

Alessandro Paiva e Nayara Cardoso

1ª edição - Rio de Janeiro - 2012

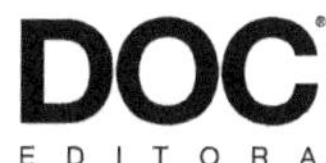

São Paulo
Av. Santa Catarina, 1.521 - Sala 308 - Vila Mascote - SP - (11) 2539-8878

Rio de Janeiro
Estrada do Bananal 56 - Jacarepaguá - Rio de Janeiro - RJ - (21) 2425-8878

www.universodoc.com.br
atendimento@doccontent.com.br

Coordenador editorial
Bruno Aires
Revisão
Christiane Longa
Capa e diagramação
Monica Mendes

Paiva, Alessandro & Cardoso, Nayara.

Gestão Estratégica e Ferramentas de Qualidade em Saúde / Alessandro Paiva & Nayara Cardoso – Rio de Janeiro: Editora DOC, 2012. 1ª edição - 124p.

ISBN 978-85-62608-62-9

1. Gestão Estratégica e Ferramentas de Qualidade em Saúde. I. Paiva, Alessandro. II. Cardoso, Nayara

CDD-658.159.32

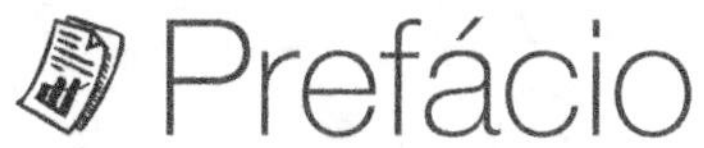 # Prefácio

Falar sobre gestão pode parecer fácil, mas não é. No mercado atual, poucas pessoas escrevem sobre o tema como os autores Alessandro Paiva e Nayara Cardoso. Os autores do livro *Gestão Estratégica e Ferramentas de Qualidade em Saúde* levam até o leitor os mais variados conceitos e ferramentas sobre gestão, desmistificando alguns assuntos e dando uma visão atualizada sobre outros.

Alessandro Paiva é formado, pós-graduado e mestre em Administração, sendo também professor em diversas faculdades do Rio de Janeiro. Vejo um excelente profissional à frente desta publicação. O autor consegue, ao longo das mais de 90 páginas, esclarecer como um médico pode gerenciar a sua carreira, além de refletir sobre a importância da interação entre as áreas e os departamentos de uma instituição de Saúde.

Para acrescentar a esta importante publicação, trazendo suas visões como consultora, professora, mestre em Administração e sua vasta experiência no setor está Nayara Cardoso. Com todo o conhecimento que adquiriu ao longo dos anos, a administradora traz ideias, conceitos e uma nova forma de enxergar a gestão. Sem dúvida, esta união proporciona aos leitores uma nova forma de enxergar o tema gestão.

Portanto, o que você tem em mãos hoje é um livro que mudará a sua visão sobre gestão. Com uma explicação detalhada dos capítulos, uma linguagem precisa sobre o assunto e informações relevantes, o livro torna-se uma das principais leituras que você deve fazer para ficar por dentro de como se fazer uma ótima gestão na área da Saúde.

Renato Gregório

Mestre em Administração e Desenvolvimento Empresarial. Escritor e professor com MBA em Gestão Estratégica, ministra cursos e palestras, além de publicar diversos trabalhos neste campo. É autor do livro Marketing Médico – Criando valor para o paciente, da Editora DOC.

Sumário

Introdução

As organizações de saúde vêm passando por inúmeras transformações, especialmente a partir de 1988 com a implantação do Sistema Único de Saúde – SUS, trazendo novas propostas e experiências de mudanças para os modelos de gestão nos hospitais públicos e, consequentemente, nos hospitais privados brasileiros.

A organização hospitalar é um exemplo claro de organização multidisciplinar, sendo considerada como uma das mais complexas, seja por sua importância vital para a sociedade, seja pela riqueza e amplitude que a envolve. Essas características representam grandes desafios para os gestores, pois em um cenário com essas dimensões, torna-se cada vez mais necessária a formação de competências capazes de criar condições para suportar a competitividade dessas organizações, mantendo os patamares mais elevados de qualidade em seus processos, procedimentos e atendimento, fortalecendo seu compromisso com a sociedade. Esse desafio implica diretamente em aumentar o desempenho organizacional, promover a excelência no atendimento à população e obter vantagem competitiva de real valor.

A missão dessas organizações tem caráter amplo e profundo, com uma constante preocupação com um cenário em permanente mudança, iniciando pelo aumento crescente da competitividade, principalmente no que diz respeito aos aspectos políticos, legais, econômicos, sociais e tecnológicos.

Para poder acompanhar de forma efetiva o crescimento dos sistemas de saúde e o aumento da complexidade do atendimento, tem se tornado cada vez mais comum a utilização não somente de conhecimentos práticos e teóricos oriundos da área de administração, mas também de ferramentas e técnicas originárias do setor industrial como, por exemplo, a gestão estratégica e a gestão da qualidade.

Nesse contexto, torna-se necessário o entendimento da importância da profissionalização da gestão hospitalar a partir de diferentes práticas da administração, trazendo conceitos desde a escola clássica da administração e da gestão estratégica, passando pela gestão da qualidade, pela gestão do conhecimento e chegando à aprendizagem organizacional.

Essas mudanças impõem novas competências básicas, envolvendo novos conhecimentos, habilidades e atitudes por parte dos trabalhadores da economia do conhecimento, sendo que as mais significativas, consideradas por Senge (2002), são: aprender a aprender, comunicação e colaboração, raciocínio criativo e resolução de problemas, conhecimento tecnológico, conhecimento de negócios globais, desenvolvimento de liderança e autogerenciamento da carreira, formar e manter redes de relacionamentos, dentre outros. Ao analisar o panorama mundial e as previsões de economistas, historiadores e cientistas políticos, pode-se identificar, segundo Drucker (1999), as seguintes megatendências globais para a próxima década: revolução digital, com avanço vertiginoso e continuado das tecnologias da informação e de comunicação em ambiente de constantes inovações tecnológicas e globalização de mercados, com a eliminação de barreiras comerciais. As sociedades civis sem fins lucrativos terão papel decisivo no campo da ética e do exercício da cidadania. Os processos de gestão, com o aumento das organizações do setor de serviços, vão construir organizações interdisciplinares não hierárquicas, ou organizações horizontais, com estímulo para o desenvolvimento de equipes. No setor de serviços, as atividades ligadas à Saúde terão relevo significativo, expandindo extraordinariamente o mercado de trabalho. O aumento da expectativa de vida e o controle da natalidade farão predominar os valores e os ideais do segmento mais idoso, direcionando a oferta de serviços e produtos para a terceira idade. A qualidade de vida, cada vez mais, será ponto significativo nas decisões individuais e no estabelecimento de políticas, estratégias e ações governamentais e não governamentais. As questões relativas ao meio ambiente, com a crescente preocupação ecológica e as normas para análise de impacto ambiental de grandes empreendimentos, passam a ser de excepcional importância comercial, política, educacional e social na iniciativa privada.

Para Porter (1989:44), "as empresas bem-sucedidas não só reagem ao seu ambiente, como também procuram influenciá-lo a seu favor". As formulações de estratégias competitivas ficam vinculadas ao conhecimento detalhado do negócio e a cinco "forças competitivas", sendo: ameaça de outras empresas, poder de barganha dos fornecedores, rivalidade entre os competidores existentes, poder de barganha dos compradores e ameaça de novos produtos e/ou serviços substitutos. Em continuidade aos conhecimentos de Porter (1989:51), "as fontes de vantagem competitiva para as empresas concentram-se na eficiência com que as mesmas desempenham suas atividades, sendo consideradas em dois grupos, atividades de apoio e atividades primárias". Como atividades de apoio encontram-se: infraestrutura da empresa; administração de recursos humanos; desenvolvimento e tecnologia; e compras. Como atividades primárias encontram-se: logística de entrada; operações; logística de saída; marketing e vendas; e serviços de pós-venda. Esse processo é denominado "cadeia de valor".

Quanto ao desenvolvimento de competências básicas para a educação corporativa, cumpre destacar uma estrutura que envolva os seguintes elementos: a missão, visão, objetivos, valores e recursos organizacionais, a gestão de recursos humanos (treinamento, desenvolvimento e educação) e o desenvolvimento de tecnologias. Sendo assim, pode-se entender que a vantagem competitiva pode ser alcançada através de maneiras novas de se realizar as atividades, utilizando-se de novos procedimentos, novas tecnologias ou novos insumos.

Utilizando-se da concepção holística, para Porter (1989:52) "uma empresa é mais do que a soma de suas atividades... é uma rede de atividades unidas por ligações". A integração, a colaboração e o compartilhamento de informações redesenham as instituições como verdadeiras teias/redes, interligadas de modo que qualquer movimento reflete no todo organizacional e, portanto, o estabelecimento de metas claras e definidas torna-se fundamental para o desempenho e os resultados.

Camacho (1998) observa também que, nas últimas décadas, há uma mobilização em vários países para a aplicação de programas de qualidade nas organizações hospitalares, com o objetivo de incrementar seu gerenciamento e melhorar a eficiência de seus serviços. No Brasil, essa mobilização está relacionada aos instrumentos oficiais de avaliação da performance das organizações hospitalares do Sistema Único de Saúde.

Buscando abordar de forma sistêmica todos esses aspectos, este livro apresenta a seguinte estrutura: Capítulo 1 - Gestão Estratégica; Capítulo 2 - Planejamento Hospitalar; e Capítulo 3 - Qualidade em Serviços Hospitalares.

Capítulo 1

Gestão Estratégica

> Nunca antes a velocidade da evolução da vida foi tão acelerada caracteristicamente no ritmo de crescimento dos fatos, do tipo de conhecimento, da técnica e das invenções. Estamos necessitando de um tipo de ser humano diferente, capaz de viver em um mundo em eterna mudança e educado para sentir-se à vontade com a mudança de situações sem conhecimento prévio. A sociedade que puder produzir essas pessoas sobreviverá, as que não puderem, morrerão.
>
> *(Maslow, 2000)*

A sociedade vem mudando a sua forma de perceber a importância da Gestão para o desempenho das empresas. Antes da década de 1930, poucos escritores e filósofos estudavam a administração. Como um dos seus precursores, encontra-se Frederick Winslow Taylor, no final do século XIX, e termina com Chester Bernard, pouco antes da Segunda Guerra Mundial (Drucker, 2002).

Somente na Primeira Guerra Mundial ficou clara a necessidade de haver uma estrutura organizacional formal e autoridades no assunto, como Pierre S. DuPont (1870-1954) e Alfred Sloan (1875-1966), desenvolveram a descentralização, que como passar dos anos foi assumindo novas características até chegar a formação das equipes como conhecemos atualmente.

Drucker (2002) apresenta alguns princípios para as organizações, sendo:

• A organização tem que ser transparente: as pessoas têm de conhecer e entender a estrutura da organização onde vão trabalhar;

• A organização deve ter níveis formais de autoridade: tem que ter autoridade para tomar a decisão final em cada área, de acordo com a sua estrutura organizacional, e deverá ter um líder responsável para estar claramente no comando durante uma crise. A autoridade deve estar de acordo com a responsabilidade outorgada, o que é um sólido princípio;

• Outro princípio é que qualquer pessoa na organização deve ter apenas um patrão. De acordo com o provérbio do Direito Romano, um escravo que tenha três donos é um homem livre;

• A organização deverá ter o mínimo de níveis possível, isto é, uma organização tão plana quanto possível, para que a informação possa percorrer em seus níveis sem distorções ou pelo menos com o mínimo de ruídos possível (alinhado ao conceito de *downsizing*);

• A organização deverá considerar as diferenças entre seus colaboradores e adotar a seguinte premissa: pessoas diferentes devem ser administradas de maneiras diferentes (Maslow, 2000).

Como a competitividade, cada vez mais acirrada, aumenta a entrada de novos grupos disputando recursos no setor Saúde, levando à valorização de novas posturas gerenciais que permitam maximização na utilização dos recursos e respostas às demandas sociais por serviços de saúde de qualidade. Cabe considerar também o cenário internacional que se reflete em nossa realidade, guardadas as diferenças de contextos culturais, onde a elevada competitividade e rápidas mudanças tecnológicas levam à necessidade de adaptação das organizações, sejam elas públicas ou privadas, no sentido de sua adequação às atuais exigências.

Dar direção à organização através da definição ou redefinição de objetivos e de estratégias para implementá-los constitui-se numa das mais importantes funções gerenciais. Sem ter clareza sobre sua missão, nenhuma organização poderá definir metas e reestruturar-se para responder com competência aos desafios a ela colocados.

Drucker (2002) apresenta as dimensões da administração, colocando-as como três tarefas de igual importância, as quais a instituição deverá cuidar para que se torne capaz de funcionar e dar a sua contribuição para a sociedade, em todos os níveis:

• Atingir a finalidade e a missão específicas da instituição, seja uma empresa comercial, um hospital ou uma universidade;

• Tornar o trabalho produtivo e transformar o trabalhador em realizador;

• Administrar os impactos e as responsabilidades sociais (conceito de sustentabilidade).

Neste contexto, cabe ressaltar a importância da finalidade da empresa, pois que pela sua complexidade e relevância deve situar-se no exterior da própria empresa, ou seja, na sociedade. Entendendo que a finalidade de uma empresa comercial é criar um consumidor, a empresa passa a ter duas funções básicas: marketing e inovação.

A função marketing é entender tão bem o consumidor (mercado-alvo) que o produto ou o serviço se adapte a ele e venda sozinho. Já a função inovação não está relacionada somente à tecnologia. Ao contrário, neste caso está ligada à inovação não tecnológica, ou seja, inovações sociais ou econômicas.

As inovações podem ser definidas como tarefas que devem permear em todos os setores e por estarem diretamente relacionadas aos recursos humanos (podendo contar com recursos materiais e tecnológicos), podem e devem ser transformadas em uma das mais promissoras fontes de riqueza de uma organização.

Para dar início ao processo e identificar qual é a finalidade de uma organização, algumas questões deverão ser levantadas:

• Qual é o nosso negócio?

• Quem é o consumidor/cliente?

• Onde está o consumidor/cliente?

• O que o consumidor/cliente deseja?

• O que o consumidor/cliente compra?

• Quanto está disposto a pagar?

Por outro lado, Drucker (1999) apresenta o que ele denomina como Teoria do Negócio e a divide em três partes:

• **Primeira:** existem hipóteses a respeito do ambiente da organização, da sociedade e sua estrutura, o mercado, o cliente e a tecnologia. Esta define aquilo que a organização é paga para fazer;

• **Segunda:** há hipóteses a respeito da missão específica da organização. Esta define o que uma organização considera como resultados significativos, ou seja, como ela está fazendo a diferença na economia e na sociedade em geral;

• **Terceira:** há hipóteses a respeito das competências essenciais necessárias à realização da missão da organização. Esta define as competências essenciais (*core competences*) que a organização precisa para manter a liderança.

Esta teoria apresenta quatro especificações, sendo:

• As hipóteses a respeito do ambiente, da missão e das competências essenciais precisam se encaixar na realidade;

• As hipóteses nas três áreas precisam encaixar-se;

• A Teoria do Negócio precisa ser conhecida e compreendida em toda a organização;

• A Teoria do Negócio precisa ser constantemente testada.

O Processo de Administração Estratégica prevê alguns modelos mais amplos, onde a busca de informações essenciais aos negócios são permanentes e devem ser realizadas observando-se o ambiente interno e o ambiente externo à organização. Wright, Kroll e Parnell (2010) descrevem a administração estratégica como uma série de passos que a alta administração deverá dar para buscar o crescimento e/ou o desenvolvimento de uma organização, e são eles:

1. Analisar as oportunidades e ameaças ou limitações que existem no ambiente externo;

2. Analisar os pontos fracos e fortes do seu ambiente interno;

3. Estabelecer a missão organizacional e os objetivos gerais;

4. Formular estratégias que permitam à organização combinar pontos fortes e fracos da organização com as oportunidades e ameaças do ambiente;

5. Implementar estratégias; e

6. Realizar atividades de controle estratégico para assegurar o cumprimento dos objetivos.

Com base nestes princípios Wright, Kroll e Parnell (2010) apresentam um modelo que propicia um entendimento de forma bastante clara dos processos da Administração Estratégica, representado pela figura a seguir:

Figura 1: Modelo de Administração Estratégica

Oportunidades e ameaças do ambiente externo	
Macroambiente	Ambiente setorial
Ambiente interno	
Recursos, missão organizacional, objetivos da empresa	
Formulação de estratégias	
Empresariais	
Unidades de negócio	
Funcionais	
Implementação de estratégias	
Estrutura organizacional	
Liderança, poder e cultura organizacional	
Controle estratégico	
Processo de controle estratégico e desempenho	

(eixo vertical: Feedback)

Fonte: Wright, Kroll e Parnell (2010: 27) – adaptado

Análise SWOT

A Análise SWOT é uma das principais ferramentas do planejamento estratégico e é através dela que as empresas são capazes de formular estratégias competitivas.

A essência da Análise SWOT é a identificação dos pontos fortes (*Strenghts*) e pontos fracos (*Weakenesses*) em relação aos seus concorrentes – correspondendo a uma análise interna da empresa (variáveis controláveis), assim como das oportunidades (*Opportunities*) e das ameaças (*Threats*) – correspondendo a uma análise externa à empresa (variáveis incontroláveis).

De acordo com Wright, Kroll e Parnell (2010: 85), "o propósito de uma empresa é delineado a fim de estrategicamente criar riqueza para os acionistas por meio da satisfação das necessidades e expectativas de vários *stakeholders*", e neste sentido, a Análise SWOT pode ser considerada uma ferramenta valiosa para auxiliar as empresas no atingimento do seu propósito.

Figura 2: Análise SWOT

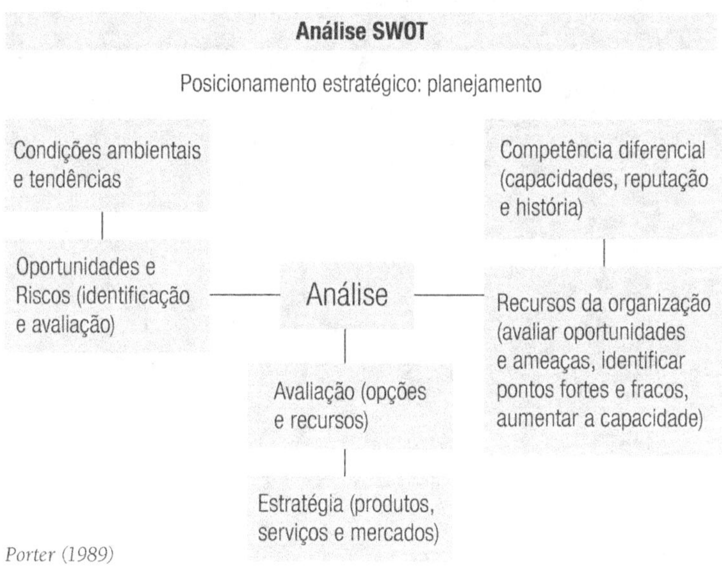

Oportunidades a ameaças do ambiente externo:

• O macroambiente é constituído por forças societais maiores que afetam as organizações, independente dos setores onde atuem. Estas forças são:

- Político-legais: movimentos legislativos e jurídicos;

- Econômicas: produto interno bruto, taxas de juros, taxas de inflação, valor do dólar e outras;

- Tecnológicas: inovações que podem alavancar e/ou dizimar empresas existentes, ou até mesmo setores inteiros da economia;

- Sociais: tradições, valores, comportamentos, costumes, tendências;

- Naturais: impactos do meio ambiente, clima, poluição etc.

Estas são denominadas variáveis externas e incontroláveis, já que não podem ser controladas pelos empresários e sim acompanhadas, podendo ser consideradas oportunidades ou ameaças.

• A análise setorial - compreende-se como as forças setoriais e são representadas pelas cinco forças competitivas de Michael Porter (1989) apresentadas a seguir:

1. Ameaça de novos concorrentes no setor - novos entrantes;

2. Poder de barganha dos fornecedores;

3. Poder de barganha dos clientes/compradores;

4. Ameaça de produtos ou serviços substitutos;

5. Intensidade da rivalidade entre os concorrentes existentes - competição interna do setor.

Segundo Porter (1989), o potencial de lucratividade de um setor depende destas cinco forças:

Figura 3: As Cinco Forças Competitivas

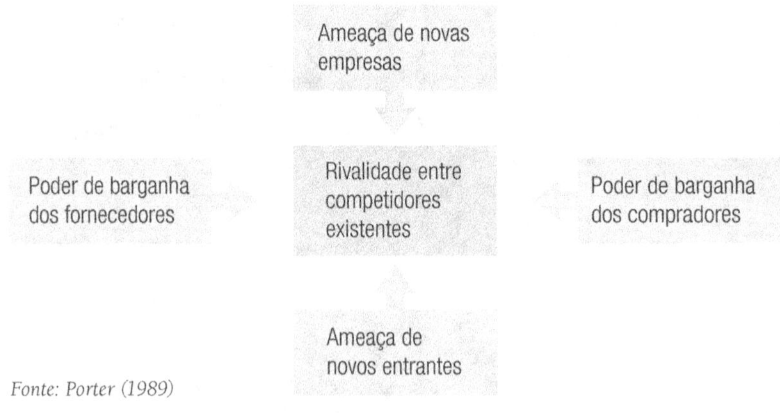

Fonte: Porter (1989)

De acordo com Porter (2004), a ameaça de novos concorrentes no setor - novos entrantes está relacionada a dois fatores:

• As Barreiras de Entrada correspondem aos possíveis obstáculos para o ingresso de uma nova empresa em um setor em conjunto com as reações dos concorrentes já existentes. São elas:

- Economias de escala: estão relacionadas à diminuição dos custos por unidade de um produto e/ou serviço;

- Diferenciação de produtos e serviços: está relacionada ao estabelecimento de diferenciações reais possíveis de serem percebidas pelos clientes nos produtos em si, no atendimento, publicidade, identidade com a marca, lealdade, ou seja, considerar todos os aspectos tangíveis e intangíveis;

- Necessidade de capital: está relacionada à necessidade de grandes investimentos em recursos financeiros em infraestrutura física, tecnológica, humana, pesquisa e desenvolvimento, marketing, logística, dentre outros;

- Custos da mudança: estão relacionados aos custos relativos à mudança de fornecedor, pois que em alguns casos exigem treinamentos, aquisição de equipamentos auxiliares, assistência técnica, ou seja, torna-se necessário uma avaliação criteriosa da relação custo/benefício da mudança, considerando questões como custo e desempenho;

- Acesso a canais de distribuição: está relacionado ao movimento de entrar em canais utilizados pelas empresas já existentes e que, em alguns casos, estabelecem relações estreitas e até mesmo de exclusividade. Estas questões podem trazer redução nos lucros, pois para poder entrar a empresa deverá reduzir os preços de seus produtos, participar de campanhas publicitárias cooperativas, ações de promoção de vendas ou, em caso de exclusividade, abrir seu próprio canal de distribuição;

- Desvantagens de custos independentes de escala: estão relacionadas às vantagens que uma empresa pode ter, independente dos custos de sua produção em escala, ou seja: tecnologias exclusivas, localização favorável, acesso a matérias-primas e outros, adquiridos através da experiência na fabricação de produtos e/ou da oferta de serviços;

- Políticas governamentais: estão relacionadas às exigências de licenciamento e outras regulamentações feitas pelo governo.

• A retaliação prevista: está relacionada às reações dos concorrentes estabelecidos no setor ao novo entrante e pode ser representada através das seguintes condições:

- Um passado de vigorosas retaliações – setor altamente competitivo e concentrado;

- Empresas já estabelecidas, com excelente capacidade financeira e produtiva, e equilíbrio junto aos canais de distribuição e clientes;

- Empresas com alto grau de comprometimento com a indústria;

- O crescimento lento da indústria, como fator impeditivo para um novo entrante.

Pontos fortes e pontos fracos do ambiente interno

A análise do ambiente interno, assim como a do ambiente externo, é uma das principais iniciativas das empresas que buscam competitividade, pois que antecede ao estabelecimento da missão, visão, valores, objetivos, metas e o desenvolvimento do portfólio de produtos e serviços. Esta análise do ambiente interno consiste no estudo das variáveis internas (controláveis pelo empresário) que apresenta os recursos disponíveis pelas empresas, destacando seus pontos fortes e fracos.

Para Wright, Kroll e Parnell (2010), o objetivo da análise é possibilitar o posicionamento das empresas para obter vantagem competitiva, maximizando as oportunidades, minimizando as ameaças, reduzindo seus pontos fracos e fortalecendo os pontos fortes, permitindo que sejam elaboradas estratégias realistas para o cumprimento dos objetivos. Estes autores estabelecem que pontos fortes e fracos das empresas estão relacionados aos seguintes recursos:

• Recursos Humanos: experiência, capacidades, conhecimentos, habilidades e julgamento de todos os funcionários da empresa;

• Recursos Organizacionais: sistemas e processos da empresa, inclusive suas estratégias, estrutura, cultura, administração de compras/materiais, produção/operações, bases financeiras, pesquisa e desenvolvimento, marketing, sistemas de informação e sistemas de controle;

• Recursos Físicos: instalações e equipamentos, localização geográfica, acesso a matérias-primas, rede de distribuição e tecnologia.

Para eles, o alinhamento destes recursos pode proporcionar vantagem competitiva sustentada às empresas, como pode ser observado na figura a seguir.

Figura 4: O caminho para a vantagem competitiva sustentada

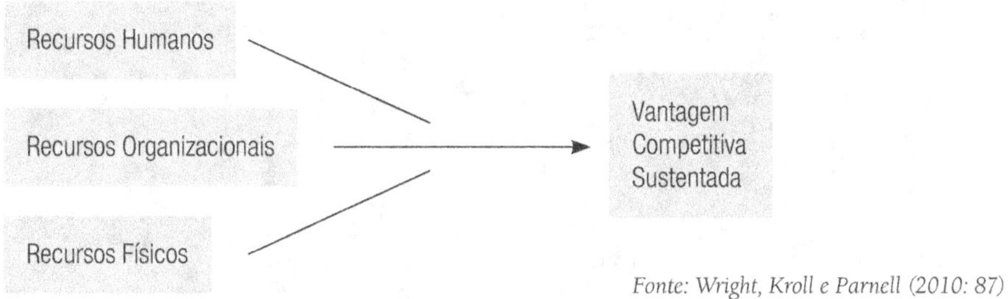

Fonte: Wright, Kroll e Parnell (2010: 87)

Costa (2007) apresenta a análise de pontos fortes e fracos de uma forma diferenciada, onde compreende que as empresas poderão ter seus pontos fortes, pontos fracos e pontos a melhorar (aqueles que são favoráveis, mas ainda não são suficientemente fortes para auxiliar a empresa a cumprir os seus propósitos). Para auxiliar as empresas na identificação destes pontos, eles foram tratados em dez grandes grupos, denominados os 10-Ms do autodiagnóstico, sendo:

Quadro 1: Atributos para análise dos 10-Ms

Os 10 Ms	Alguns atributos a serem verificados
· Gestão · Supervisão · Liderança	· Administração geral e processos decisórios; · Gestão de tecnologias e de sistemas de informação; · Gestão estratégica; · Gestão setorial: de marketing, comercial, operacional, produção, logística, financeira, recursos humanos, ou seja, dos processos transfuncionais; · Relacionamento com acionistas.
· Mão de obra · Recursos Humanos · Capacitação · Motivação	· Recrutamento e seleção; · Capacitação, treinamento e desenvolvimento; · Gerentes e supervisores preparados para a gestão de recursos humanos; · Motivação, satisfação, envolvimento e comprometimento; · Política de remuneração, benefícios, incentivos, reconhecimento etc.; · Plano de carreira, gestão de cargos e salários; · Medicina, higiene e segurança no trabalho; · Qualidade de vida no trabalho; · Gestão da responsabilidade social; · Estratégias de educação corporativa; · Gerenciamento do clima organizacional.

Os 10 Ms	Alguns atributos a serem verificados
· Máquinas · Equipamentos · Aparelhos · Sistemas	· Máquinas, sistemas de produção, manuseio e transportes; · Instalações elétricas, hidráulicas, utilidades e segurança; · Manutenção de máquinas e equipamentos; · Tecnologias da Informação, redes, internet, intranet, extranet etc.
· Marketing · Vendas · Portfólio de produtos e · serviços	· Conhecimento do mercado e dos concorrentes; · Flexibilidade e negociação; · Lançamentos de produtos, serviços e campanhas; · Atendimento a clientes; · Pós-venda, garantias, satisfação dos clientes.
· Materiais · Matérias-primas · Suprimentos · Fornecedores	· Desenvolvimento de parcerias com fornecedores; · Cadeia de suprimentos e logística; · Estoques: quantitativo, qualitativo, preservação etc.; · Especificações para aquisição, padronização e codificação de materiais; · Qualidade assegurada na aquisição.
· Meio ambiente · Preservação ambiental, reciclagem · Economia de energia, água, e matéria-prima	· Gestão de proteção ambiental; · Licenciamento ambiental; · Programas de economia de energia, água e insumos; · Reciclagem de resíduos (atenção especial aos resíduos químicos e hospitalares); · Procedimentos diante de reclamações de vizinhos, imprensa e de autuações.
· Meio físico · Instalações · Acesso · Funcionalidade · Conforto	· Circulação interna, fluxos internos, estacionamentos, iluminação, limpeza e arrumação; · 5S da qualidade; · Infraestrutura, utilidades; · Sinalização visual interna e externa.
· Mensagens · Comunicação · Divulgação · Transparência · Integridade · Verdade	· Comunicação para clientes, fornecedores, imprensa, públicos (stakeholders); · Comunicação interna entre gerentes, supervisores e funcionários; · Comunicação escrita, como circulares, quadros de avisos, mailing list, comunicação verbal, informal, diagonal, horizontal, vertical, fale conosco etc.; · Comunicação de direção para direção: transparência e integridade; · Providências, agilidade e transparência nas respostas às reclamações e às sugestões dos clientes (pacientes, familiares e acompanhantes).
· Métodos · Processos · Procedimentos · Documentação · Qualidade · Organização	· Fluxogramas de processos produtivos e administrativos; · Metodologias para gestão de projetos; · Metodologias para desenvolvimento de produtos e serviços; · Normas, padronização, procedimentos produtivos e administrativos; · Sistemas de garantia de qualidade

Os 10 Ms	Alguns atributos a serem verificados
· Finanças	· Acompanhamento gerencial por centros de resultados;
· Fluxo de caixa	· Fluxo de caixa, contas a pagar e contas a receber;
· Lucratividade	· Faturamento, recebimentos e lucratividade;
· Relatórios Gerenciais	· Investimentos estratégicos;
· Contabilidade	· Orçamentos e acompanhamento orçamentário.

Fonte: Costa (2007) - adaptado

Considerando estas teorias como ferramentas gerenciais, torna-se necessário compreender a importância do acompanhamento permanente do mercado, estudar e acompanhar as mudanças de cenário, analisar os ambientes micro e macro que norteiam a empresa e analisar as forças competidoras (pontos fortes, pontos fracos, oportunidades e ameaças (Porter, 1989).

No campo da estratégia, Porter (1989) estabelece que no centro do posicionamento está a vantagem competitiva e que, a longo prazo, as empresas bem-sucedidas são aquelas que obtêm vantagem competitiva sustentável em relação aos seus competidores. Já a vantagem competitiva está fundamentada em dois tipos básicos: menor custo e diferenciação.

O menor custo está relacionado à capacidade de uma empresa projetar, produzir e comercializar um produto ou um serviço, comparável aos seus concorrentes, com mais eficiência.

A diferenciação está relacionada à capacidade de proporcionar ao comprador um valor superior (agregado) em termos de qualidade do produto ou serviço, suas características, serviço de assistência, atendimento aos clientes, dentre outros.

As vantagens competitivas de uma empresa devem permear à definição de suas áreas de excelência, com o objetivo de priorizá-las, e negociar com a rede de serviços o atendimento aos clientes não contemplados por essas áreas.

As fontes de vantagem competitivas são bastante diversificadas, respeitando as características dos diferentes segmentos e cabe a cada um destes setores, inclusive o da Saúde, identificar quais são as suas vantagens competitivas sustentáveis.

Porter (2004) apresenta as fontes de vantagem competitiva sob uma outra perspectiva: as estratégias competitivas genéricas, ou seja, a diferenciação que implicaria em definir uma oferta única, exclusiva, diferenciada e percebida por todos como superior qualitativamente, cujo acesso também poderia ser diferenciado; a liderança no custo total, que representa a diminuição dos custos para liberar recursos para outros segmentos, obtendo retornos acima da média sem comprometer a qualidade der seus produtos e serviços, através da minimização do custo em áreas como pesquisa e desenvolvimento, assistência, força de vendas, publicidade etc., porém com intensa atenção administrativa no controle de custos, onde o custo baixo em relação aos concorrentes passa a ser o foco central desta estratégia; o enfoque, que visa destacar determinado mercado-alvo, seja um grupo de compradores, segmento de linhas de produtos ou um mercado geográfico, através de estratégias bem-sucedidas a partir da diferenciação por buscar atender, mais especificamente, às necessidades de seu alvo particular, aumentando seu nível de satisfação e redução de custos.

Porter (2004) salienta que existem também os riscos das estratégias genéricas, e são eles:

• **Riscos da diferenciação:** refere-se a redução da diferenciação em virtude da capacidade da concorrência imitar produtos e serviços, acentuada em mercados mais maduros; o diferencial de custos entre os concorrentes que operam com baixo custo e a empresa diferenciada pode ser muito grande, não fazendo sentido para o consumidor manter-se fiel à marca. Reduzir os custos de produção e a qualidade dos serviços pode colocar a imagem da empresa em risco; a mudança de comportamento do consumidor no momento em que torna-se mais exigente;

• **Riscos da liderança no custo total:** mudança tecnológica, gerando como consequência a perda em investimentos na obtenção da tecnologia em si, assim como no aprendizado (treinamento) necessário para utilizá-la; permite aos concorrentes já existentes e/ou aos novos entrantes imitar suas práticas; impossibilidade de ver as mudanças necessárias em suas ações de marketing, assistência e outras, por focar na manutenção dos custos baixos; inflação em custos que diminuem a capacidade da empresa de manter o diferencial em preços baixos com relação aos seus concorrentes;

• **Riscos do Enfoque:** ocorre quando as diferenças nos produtos e serviços pretendidos pelo mercado-alvo e o mercado como um todo reduz; quando o diferencial de custos entre os concorrentes diminui, eliminando as vantagens de atender a um alvo menor; e quando os cóncorrentes encontram submercados dentro do mercado-alvo e desfocalizam a empresa.

Segundo Artmann (2002), no Setor de Saúde a diferenciação, em geral, pode se confundir com o desenvolvimento de uma competência médica específica, associada, em alguns casos, ao controle de certas tecnologias. Mesmo que o avanço tecnológico possa representar uma diferenciação, sabe-se também que a tecnologia, hoje, é considerada *commodity* e que no setor de Saúde – prestador de serviço existem outras formas realmente capazes de criar vantagens competitivas sustentáveis. Neste sentido a diferenciação pode operar:

- Modificando um ou vários elementos da cadeia de valor;
- Explorando as relações entre os elementos das cadeias de valor de dois segmentos que apresentam sinergias potenciais;
- Modificando a conexão e a coordenação com os parceiros externos.

Todos estes elementos podem significar um papel determinante na satisfação global do cliente/paciente.

De acordo com Carvalho e Laurindo (2007), a resultante da vantagem competitiva em diferenciação, de uma forma geral, representa investimentos em tecnologia e em inovação, sempre focando as necessidades específicas dos clientes/pacientes através da customização, por exemplo, agregando valor.

Porter (1992) enfatiza que esta estratégia implica em maiores riscos, já que os concorrentes conseguem imitar com rapidez as técnicas gerenciais, as novas tecnologias, as melhorias nos insumos e as formas superiores de atender às necessidades dos clientes/pacientes. Sendo assim, as soluções mais genéricas são as de mais rápida difusão, exigindo monitoramento constante das ações dos concorrentes.

A cadeia de valor do segmento de Saúde

Segundo Porter (1992), para que as instituições possam obter a vantagem competitiva, elas deverão analisar todos os seus setores, pois as vantagens de custo e diferenciação bem realizadas são encontradas na cadeia de atividades que uma instituição desempenha ao entregar valor aos seus clientes/pacientes.

A cadeia de valor apresenta os aspectos relacionados às vantagens competitivas das instituições, neste caso de saúde, que deverão investir esforços, em diversos níveis, para buscar superioridade sobre os seus concorrentes. Outro aspecto relevante na análise da cadeia de valor é o fato de permitir compreender de forma mais clara quais são as atividades que a instituição deverá realizar por si mesma – atividades fim, e quais atividades ela poderá e/ou deverá terceirizar – atividades meio.

A cadeia de valor permite aos gestores mapear as potencialidades e fragilidades institucionais, auxiliando também nos processos de avaliação para alianças, fusões e aquisições. Neste momento torna-se relevante a contratação de especialistas nas áreas de planejamento, análise e consultoria para dar suporte ao processo.

As instituições de serviços de saúde vêm sofrendo muitos impactos por parte da sociedade, pois as exigências dos consumidores são cada vez mais complexas e o nível de competitividade também. Outra característica é que a maioria dos tratamentos do setor de serviços de saúde é altamente agregada e as atividades de serviços estão presentes na cadeia de valor de todas as empresas, sendo de manufatura ou de serviços.

As atividades de serviços de saúde também estão presentes nas atividades das famílias, o que as torna ainda mais exigentes quando submetidas ao recebimento da prestação de serviços por uma empresa – instituição de saúde. Como exemplo, os cuidados com os pacientes/familiares nos seguintes aspectos: alimentação, higiene, horário dos medicamentos, paciência, presteza, atenção e outros.

Desta forma, os serviços oferecidos, tanto pelas empresas quanto pelas famílias, têm aumentado demasiadamente e a necessidade de qualidade e diferenciação é cada vez maior. Clientes (pacientes e/ou familiares) passam a ter mais consciência da amplitude do significado da palavra satisfação e isto significa um desafio permanente para o setor da Saúde.

Elaborar uma estratégia capaz de atender às novas expectativas deste público pode basear-se em introduzir um serviço complementar no seio da cadeia de valor do segmento da Saúde: desenvolvimento de cuidados especiais no tratamento do câncer; atenção diferencial nas formas de preparação do parto em obstetrícia; atenção especial no atendimento a pacientes críticos; espaços para atenção infantil; instruções para preparo de exames; humanização das Unidades de Terapia Intensiva (UTI) - assim de como em toda a estrutura do setor de saúde -, dentre outros.

Porter (1989) propôs que a cadeia de valor é o melhor instrumento para identificar os meios de criar mais valor para os clientes. Toda empresa, inclusive as instituições de saúde, consiste em um conjunto de atividades para projetar, produzir, comercializar, distribuir e apoiar seus produtos e serviços. A cadeia de valor divide a empresa em nove atividades de criação de valor, a fim de se compreender o comportamento dos custos naquele negócio específico e as potenciais fontes de diferenciação competitiva. As nove atividades de criação de valor incluem cinco atividades básicas e quatro de apoio.

As atividades básicas envolvem trazer os materiais para o negócio (logística interna), operá-los (operações), enviar os produtos para fora (logística externa), mercadizá-los (marketing e vendas) e prestar serviços de acompanhamento (serviços). As atividades de apoio ocorrem dentro de cada uma dessas atividades básicas. Por exemplo, a função de compras abrange a aquisição de vários subsídios para cada atividade básica – apenas uma parcela da função é cumprida pelo departamento de compras. O desenvolvimento tecnológico e a administração de recursos humanos também ocorrem em todos os departamentos. A infraestrutura da empresa cobre a supervisão da administração geral, o planejamento, a área financeira, a contabilidade e a assessoria de assuntos jurídicos e governamentais gerados por todas as atividades, sejam as básicas ou as de apoio.

No conceito de cadeia de valor, a empresa deverá analisar seus custos e desempenho em cada atividade criadora de valor, na busca de um constante aperfeiçoamento. Deverá, também, avaliar os custos e desempenho de seus concorrentes, considerando os indicadores como seus parâmetros. Na medida em que a empresa puder desempenhar algumas atividades melhor que seus concorrentes, poderá conseguir vantagens competitivas.

Kotler e Armstrong (2008) defendem que o sucesso da empresa não depende apenas da qualidade de trabalho de cada um dos departamentos, mas também do grau de coordenação das atividades dos vários departamentos. Muitas vezes, os departamentos isolados valorizam mais seus próprios interesses do que os da empresa e dos "clientes – pacientes e familiares".

Para obter vantagem competitiva sustentável, torna-se fundamental que as empresas, inclusive do setor da Saúde, pratiquem a visão holística, onde os resultados do todo são maiores do que a soma de suas partes.

Figura 5: Cadeia de valor orientada para o segmento hospitalar

Cadeia de valor

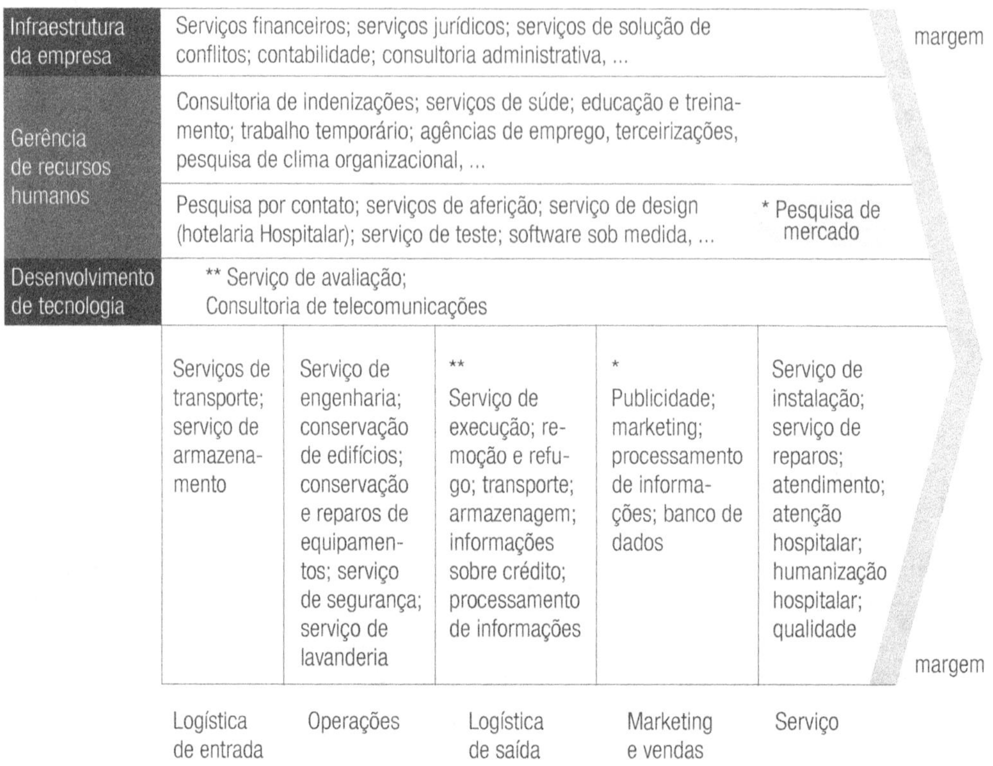

Fonte: Porter (1989: p. 286) - adaptado

Para detectar as fontes de vantagens concorrenciais, torna-se necessária uma visão analítica dos processos de criação de valor no interior de uma instituição de saúde e de suas interações, isto é, analisar sua cadeia de valor e a estrutura de custos correspondente. O termo cadeia de valor, de Porter (1982), corresponde à descrição das atividades que a organização implementa para realizar e colocar à disposição dos clientes seus produtos ou serviços.

Haveria vários tipos de atividades:

• A gerência e o conjunto de atividades estruturantes, incluindo a negociação com os financiadores e os fornecedores, a organização de atividades, a gestão de recursos humanos, o financiamento do investimento, os estudos de mercado, as escolhas tecnológicas e de tipo de serviços etc.

• As atividades de suporte operacional: considera-se atividade de suporte operacional toda atividade logística que não corresponde a um fator-chave de sucesso para um dado segmento da atividade, mas que é necessária para a realização da prestação de serviço. Em geral, esta atividade corresponde à logística não médica, passível de ser terceirizada, porque não corresponde a um "*savoir-faire*" determinante no jogo concorrencial.

• As atividades operacionais principais: são todas aquelas que concorrem principal e diretamente para a realização do serviço. Estas atividades podem ser mais ou menos específicas de um segmento ou ser compartilhadas entre vários, como é o caso da estrutura tecnológica relativa aos setores de imagem e de biologia, por exemplo. Estas tecnologias se organizam em torno de processos de atendimento mais ou menos formalizados, precisos e controlados.

A concepção e a condução destes processos deveriam estar no centro da reflexão sobre ganhos em eficiência e em valor. Ora, esta dimensão totalmente dependente da experiência dos profissionais (médicos e paramédicos) não costuma ser objeto de intercâmbio de experiências. É nesses processos de atendimento que as práticas rotineiras dominam e são raramente questionadas de maneira regular e consertada. Porém, são causas habituais de acréscimos no custo: redundância de exames, exames inúteis e custosos, entre outros.

Os diferentes componentes de uma cadeia de valor não são independentes. Há conexões entre os vários componentes da cadeia de valor de um mesmo segmento e entre componentes de segmentos diversos. Estes componentes também apresentam interfaces com componentes da cadeia de valor de outras instituições com as quais a organização mantém relações de referência de pacientes, de fornecimento e compra de produtos ou de intercâmbio científico.

As vantagens concorrenciais seriam obtidas através da intervenção nestas interfaces, como trabalhando no nível de cada componente gerador de valor. A exploração das interfaces é uma fonte importante de vantagens, que subentende a existência de um bom sistema de comunicação/acompanhamento. Pode-se incluir a logística médica e a comunicação informatizada como atividades operacionais principais, justamente por este motivo.

Há inúmeros exemplos de exploração das interfaces: a saída de um serviço clínico e a entrada em outro; a relação emergência-serviços para a destinação dos pacientes e a coerência de seu tratamento; a interface Medicina-Cirurgia em algumas patologias e atos, como a cancerologia, as hérnias de disco, a insuficiência coronariana, os transplantes etc.; e as relações de referência e contrarreferência de pacientes com a rede.

O conhecimento da estrutura de custos dos segmentos é de fundamental importância para a definição de estratégias de obtenção de vantagens. A estrutura de custos de uma atividade se caracteriza, de maneira sintética, pela proporção de custos fixos de origem central, de custos fixos específicos e de custos variáveis. Os custos fixos mais importantes das atividades hospitalares correspondem à infraestrutura de internação/alojamento, ao pessoal e às tecnologias implementadas.

Quando a estrutura de custos de uma atividade revela uma preponderância dos custos fixos alocados sobre os custos fixos específicos e os custos variáveis, seria interessante optar pela busca de vantagens estratégicas pelos custos.

Quando se revela uma preponderância do custo variável unitário direto e de custos fixos específicos em relação aos custos fixos centrais alocados, seria necessário pensar em termos de diferenciação. A diversidade de atividades de um estabelecimento leva a adotar um misto de estratégias genéricas.

Em outras palavras, a estratégia de custos, em geral, seria justificada principalmente quando os segmentos dependem de tecnologias e de infraestrutura de internação custosas e compartilhadas (que não representam custos fixos específicos). Isto porque seria necessário considerar estes recursos e minimizar a disputa de maneira a garantir recursos para todos, o que demandaria uma racionalização como, por exemplo, controlar o tempo de permanência, baixando custos. A não ser que o segmento apresente forte potencial de diferenciação, o fato de não contar com recursos próprios (ou potencial de captação destes recursos) que gerem custos fixos, como tecnologias, a estratégia de diferenciação não seria a melhor opção.

Neste caso, o investimento necessário em capacidade instalada, tecnologias e recursos humanos especializados representariam relativamente uma nota menor, devido ao baixo controle, diminuindo o escore resultante da análise de valor do segmento. O investimento ainda por ser realizado dificultaria a obtenção de vantagens comparativas, via diferenciação.

Porter (1989) apresenta as causas que impulsionam às mudanças de comportamento destes públicos, sendo:

- Maior riqueza;
- Desejo de melhor qualidade de vida;
- Mais tempo de lazer;

• Urbanização, tornando necessária a expansão de serviços e a padronização da oferta;

• Mudanças demográficas que aumentam o número de crianças e idosos;

• Mudanças socioeconômicas como a estrutura das famílias, a falta de tempo, as pressões profissionais e tempo pessoal, redução das atividades familiares etc.;

• Crescente sofisticação do comprador, que leva a exigência de serviços mais amplos e mais numerosos (hotelaria hospitalar, humanização hospitalar, atenção hospitalar etc.);

• Mudanças tecnológicas que aprimoram a qualidade do serviço e/ou tornam serviços totalmente novos (assistência médica, hospitais on-line, acompanhamento dos pacientes-familiares on-line, serviços de *home care*, redes de relacionamento, ferramentas de comunicação, educação a distância - EaD etc.).

Por um lado, as diversas formas que clientes e empresas buscam para atender suas necessidades crescentes em serviços pode significar, também, uma ruptura no entendimento de qualidade em serviços de saúde, trazendo aspectos inovadores na redefinição dos componentes da cadeia de valor.

Para a criação de um ciclo de inovação, Cooper (1986) apresenta um modelo para a gestão analítica de inovação, denominado *Stage Gate* (etapas e portões), que corresponde a um processo contínuo, significando que a inovação não deve parar ao fim do desenvolvimento de um produto ou um serviço, e sim servir de incentivo para o aprimoramento e o desenvolvimento de novas ideias, buscando as tendências do setor da Saúde.

Este modelo apresenta três fases, sendo:

• **Criação:** onde bens, processos e serviços são idealizados e/ou aprimorados a partir de três novas etapas:

• **Recepção de incentivos:** neste caso são considerados os aspectos externos que impactam negativamente a instituição, tais como: diminuição do crescimento de mercado, diminuição dos níveis de satisfação dos clientes/pacientes, enfraquecimento da marca, perda de imagem, desenvolvimento de novas tecnologias etc.;

• **Geração de ideias:** para minimizar os impactos negativos, a geração de ideias passa a ser um fator essencial. Uma ferramenta importante é o desenvolvimento de sessões de brainstorming (tempestade de ideias) para incentivar o pensamento criativo, aumentando a autoestima dos colaboradores, contribuindo para a melhoria do clima organizacional e abrindo espaço para um modelo de gestão mais participativo;

• **Processo de criação da função:** nesta fase, ideias podem ser transformadas em funções gerenciáveis (projetos, processos, pesquisas, etc.), monitoradas para identificação e controle dos riscos. Selecionadas as mais viáveis, pode-se passar para a próxima fase;

• **Implementação:** esta fase corresponde ao processo de aperfeiçoamento e/ou desenvolvimento do novo bem, processo ou serviço a ser implantado;

• **Capitalização:** é a fase correspondente à geração de valor (dinheiro) para a instituição, a partir da inovação criada. Neste momento, considera-se a gestão de fornecimento de serviços adicionais e os novos serviços.

Artmann (2002) sugere que para atender às necessidades dos clientes/pacientes pode-se equacionar a perda de flexibilidade provocada pelo excesso de especialização, através da criação de estruturas intermediárias, da criação de uma maior colaboração e de parceiros externos para evitar alongamentos indevidos das internações. Este processo de colaboração e de parcerias externas pode ocorrer, visando:

- Suprir carências de equipamentos;

- Desenvolver pesquisa clínica;

- Participar do ensino universitário ou de pós-graduação;

- Diminuir o tempo de permanência;

- Beneficiar-se da transferência de tecnologia, etc.

Por outro lado, duas vias estratégicas gerais podem ser seguidas para aumentar a base de vantagens concorrenciais disponível: aumentar o valor para o usuário ou envolver menos recursos sem, no entanto, diminuir o valor do serviço, tal como percebido pelo usuário em termos de qualidade.

A estratégia de diferenciação acentua o valor. Esta via supõe a possibilidade de criar um acréscimo de valor superior ao custo suplementar envolvido para esse fim. A via dos ganhos em eficiência e em troca supõe a capacidade de racionalizar a produção de tal maneira que a qualidade não seja afetada e que esta racionalização gere um ganho de recursos suficiente para que sua realocação produza uma vantagem estratégica dominante.

Para Merhy (2000) apud Artmann (2002), a reestruturação produtiva do setor Saúde põe em jogo os atuais arranjos entre as diferentes tecnologias e núcleos de competência, promovendo tensões que podem operar como possibilidade de novas transformações, impondo-se como desafios neste setor. Uma nova forma de gestão do setor da Saúde diz respeito à mudança de paradigmas básicos que compõem o sistema de saúde: o paradigma da Medicina e o paradigma profissional, que exige crescente especialização e concentração de atividades.

A rapidez das mudanças aumenta o *gap* entre as características do exercício da Medicina e a estrutura administrativa (gestão da área da Saúde). Por outro lado, mesmo de modo contraditório, a sociedade entra na era pós-taylorista e o novo paradigma da Medicina exige uma integração entre o espiritual e o físico. Faz-se necessário aderir a uma ética organizacional fundada na valorização da diversidade e na construção de uma solidariedade entre os diferentes atores, sejam eles cuidadores ou gestores, que compõem uma organização de saúde.

Com o intuito de amenizar estas questões, surge uma proposta sob a perspectiva da gestão *estratégique*, que se constitui num enfoque de planejamento ou de gestão estratégica desenhado para os hospitais, cujo objetivo é promover um tipo de movimento cultural que contrabalance essas tendências, abrindo caminho para o desenvolvimento de uma forma de organização que se aproxime de premissas ideais (Artmann, 1996; Rivera, 1997; apud Artmann, 2002).

Sinteticamente, os objetivos da gestão seriam:

• promover um elo entre a gerência estratégica e os centros assistenciais, através da comunicação;

• definir a missão do hospital, de acordo com o critério de oportunidade, o qual equivale a determinar preferencialmente um padrão de atividades que lhe permita vantagens comparativas, ao mesmo tempo em que ofereça um serviço de qualidade aos usuários;

• promover um amplo processo de comunicação, onde os atores/serviços possam definir um projeto coletivo;

• favorecer a integração do hospital em uma rede de oferta de cuidados estruturada, com a preocupação da eficácia e da eficiência;

• promover um processo de transformação cultural progressiva, não necessariamente preso à busca de objetivos instrumentais imediatos.

Para tanto, torna-se relevante investir na abordagem cultural, que é fundamental, pois todas as organizações devem ter claros sua visão, seus princípios e valores, componentes essenciais da cultura organizacional que representam dogmas duradouros e basilares da organização (Collins, 2000).

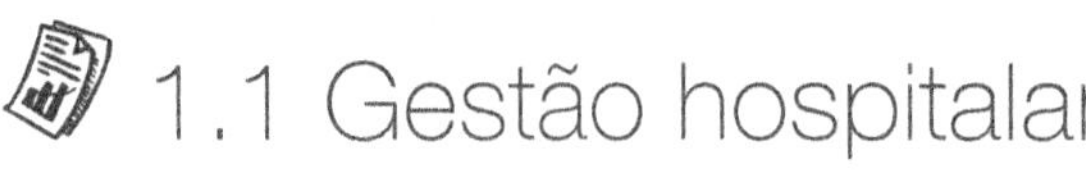 1.1 Gestão hospitalar

> O gerenciamento na área da Saúde é mais complexo do que
> em qualquer outro tipo de organização.
>
> *Peter Drucker*

A gestão hospitalar, assim como todos os outros modelos de gestão, vem passando por constantes mudanças e caracteriza-se por envolver a união de recursos humanos e procedimentos muito diversificados.

Segundo Gonçalves (2006), na década de 1940, Odair Pedroso publica os primeiros trabalhos sobre administração hospitalar. Três décadas depois, em 1972, é criado o Programa de Estudos Avançados em Administração Hospitalar e de Sistemas de Saúde (Proahsa), que atua junto com o Hospital das Clínicas da Faculdade de Medicina da Universidade de São Paulo (HCFMUSP) e com a Escola de Administração de Empresas de São Paulo da Fundação Getúlio Vargas (FGV-EAESP). Com a expansão dos serviços a partir da década de 1960, foi possível aplicar aos serviços os mesmos padrões de qualidade aplicados aos produtos. Atualmente, premiações como o Prêmio Nacional da Qualidade (PNQ) e o Prêmio Nacional da Gestão em Saúde (PNGS) vêm sendo utilizados pelas organizações de saúde para compensar esforços neste sentido.

Cabe à alta direção o importante papel de facilitar, propiciar e conduzir as transformações organizacionais, inclusive de buscar a melhoria da qualidade de vida e satisfação das pessoas envolvidas e as práticas da medicina, viabilizando uma organização hospitalar autossustentável.

Sendo assim, vale ressaltar a principal razão de ser de um hospital: as pessoas. Portanto, elas devem ser o foco de todos os procedimentos da gestão hospitalar.

Gonçalves (2006) apresenta um roteiro para auxiliar no desenvolvimento do planejamento hospitalar:

- Realização de entrevistas entre a direção e os funcionários;
- Coleta de dados e documentos;
- Elaboração de diagnóstico institucional básico e proposição de passos seguintes;
- Validação do diagnóstico institucional e das ações propostas como passos seguintes;

• Constituição de grupos de trabalho de planejamento estratégico do hospital;

• Criação de escritório de planejamento e controle, objetivando criar uma estrutura para centralizar as ações, coletando informações e acompanhando sua implementação;

• Capacitação técnica do corpo diretivo, por meio de palestras, entrevistas e reuniões sobre planejamento estratégico e operacional;

• Elaboração da versão preliminar do planejamento estratégico, com a apresentação dos arruais cenários interno e externo;

• Submissão da versão preliminar à diretoria para discussão e parecer;

• Revisão do planejamento estratégico;

• Elaboração da versão final do planejamento estratégico e do manual de avaliação e controle dos resultados;

• Apresentação do planejamento estratégico e do manual de avaliação e controle dos resultados ao corpo diretivo;

• Implantação do planejamento estratégico e do manual de avaliação e controle dos resultados por meio do grupo e do escritório de PE.

Para o mapeamento da situação atual torna-se necessário:

• Identificar o problema;

• Estabelecer: O que?, Como?, Onde?, Quando? e Por que?

Estes são os princípios para o planejamento estratégico e o desenvolvimento da gestão estratégica hospitalar.

1.2 A prática decisória da gestão estratégica hospitalar

A gestão estratégica rompe com a dissociação entre o estratégico e o operacional, buscando diluir essa divisão vertical. O poder de decidir sobre o aproveitamento de uma oportunidade está amplamente difundido pela organização e não mais concentrado na cúpula. A direção assinala as grandes orientações, os valores centrais do projeto organizacional, mas não define a estratégia propriamente dita, que depende da articulação de todos os atores organizacionais.

A gestão estratégica introduz um tipo de planejamento contínuo, flexível e ajustado, buscando concretizar um conjunto coerente de projetos. Traz à tona a questão dos objetivos por oposição a uma lógica de meios. É, também, uma prática de decisões mais integradoras. Ao envolver o maior número de atores/colaboradores do centro operacional, procura reduzir ou, pelo menos, tornar transparente o jogo político interno, através de vários fatores:

• A gestão estratégica teria a virtude da transparência, representada pela utilização, no processo decisório, de dados objetivos sobre a atividade de base e não de meras impressões de fundamentação relativa.

• A transparência estimula a comunicação desde a concepção das bases de coleta de informação, que pode cristalizar-se em uma nomenclatura comum de classificação e avaliação dos atos médicos, das patologias e modos de atendimento, entre outros. O compartilhamento dessa informação contribuiria para uma harmonização da linguagem entre os atores de base da organização.

• É possível reconstituir, através do processo da segmentação estratégica, os diferentes domínios de atividade que tinham sido desmembrados pelo jogo da distribuição territorial do poder. As consequências desta transparência são várias: os diferentes atores da mesma unidade de base podem raciocinar a partir de uma visão mais clara e compartilhada de sua atividade para prever sua evolução e consequências; a identificação, a partir da análise estratégica dessa segmentação, de domínios de atividades compartilhados permite explorar as sinergias, elaborar alternativas e estratégias comuns; a verificação de relações entre serviços permite estabelecer pontes entre os mesmos; cria-se, ainda, uma interação permanente entre o mundo administrativo e o médico, pois o sistema de informações médicas e determinados tratamentos de dados passam a incorporar preocupações estratégicas, o que permite associar o raciocínio gerencial com o técnico.

• A gestão estratégica seria uma pedagogia de avaliação, na medida em que introduziria a preocupação com os resultados, para além de uma conduta pautada na aplicação de meios. A questão de como atender às expectativas dos usuários de uma rede estaria no centro de uma política de avaliação sistemática, enquanto cultura a ser desenvolvida. O processo de avaliação estratégica se traduz, pela via da negociação, em projetos de ação, que se constituem em um estímulo à mudança, pois esse processo suscita uma inquietação natural em relação aos resultados possíveis dos mesmos.

• Ajuda a formalizar as avaliações e os comentários que as justificam, gerando bases mais sólidas para dirimir litígios ou divergências de interpretação.

A formalização é um elemento capital da comunicação e da coesão entre as diferentes categorias de profissionais.

• Explora a diversidade, pois ensina a aceitar a possibilidade de abandonar a posse de uma tecnologia ou de um equipamento, quando estes não constituem competências distintivas de um serviço, ou do hospital, quando a ele se tem acesso através de sinergias e parcerias, de modo a se concentrar no estudo de formas alternativas de tipo de atendimento que podem valorizar o serviço e, ao mesmo tempo, ser úteis para os usuários.

• Introduz o raciocínio dos custos de oportunidade a levar em conta as necessidades dos outros e o grau de satisfação global obtido pela organização. A aplicação de um recurso a uma atividade deve ser justificada pelo maior ganho comparativo atingido relativamente a usos alternativos. As diferenciações, representadas pelo aprofundamento de competências distintivas são estimuladas na medida em que se subordinam a uma perspectiva de maior eficiência e eficácia globais, considerando o sistema ou a rede.

• Introduz a necessidade de estimular projetos que permitam a captação de recursos adicionais, o que pode ajudar a limitar conflitos de poder e a viabilização de projetos que, de outra forma, teriam que ser abandonados ou adiados. Os custos de oportunidade constituem-se num tema utilizado pela gestão estratégica, no sentido de buscar consenso e solidariedade entre os atores institucionais.

A prática decisória operacional hospitalar

A prática decisória operacional é estabelecida por alguns critérios:

• Primazia do centro operacional - engloba um grande número de unidades bastante independentes e altamente especializadas que reconhecem um ambiente diferenciado. Significa que estas unidades são mais importantes que outras estruturas/instâncias organizacionais, reunindo suficiente saber e autonomia para tomarem suas próprias decisões. Por outro lado, cada centro operacional se diferencia por ter suas próprias normas, procedimentos, usuários diferenciados e por estar ligado a diferentes entidades ou sociedades de especialistas (sociedade de Cardiologia, sociedade de Oftalmologia, Ortopedia, de cirurgiões etc.);

• Preponderância do relacional - o trabalho é coordenado através do ajustamento mútuo que pressupõe relações espontâneas e informais entre responsáveis e do processo de padronização das profissões, pois a formação profissional e a socialização em sociedades especializadas contribuem para o compartilhamento de um patrimônio comum de saber, métodos e comportamentos. Esta característica reforça a autonomia profissional e um fraco sentimento de pertença à organização;

• Debilidade da estrutura tecnológica - a estrutura tecnológica tem um fraco poder de ingerência sobre os processos operacionais da organização, a não ser na dimensão econômica;

• A logística é importante - o tipo de coordenação respectiva é processual e por resultados e se efetiva de maneira centralizada. A lógica diferente dos universos médico e logístico pode gerar problemas de coordenação. A expansão da importância dos meios logísticos, tipicamente médicos, como equipamentos e tecnologias hospitalares, cria lutas de influência entre administradores e médicos e conflitos dentro da própria comunidade médica;

• Ausência de linha hierárquica rígida - a direção não tem a capacidade nem a competência para dirigir diretamente os chefes dos vários serviços. Atua indiretamente através da estrutura tecnológica e dos serviços funcionais. O resultado dinâmico desta caracterização é uma forte diferenciação (Lawrence & Lorsch, 1973), com várias dimensões:

- Diferenciação entre o mundo administrativo e o mundo assistencial - o primeiro está mais voltado para as instâncias de regulação, persegue objetivos quantitativos e econômicos inseridos numa perspectiva política, articulando o curto com o longo prazo; o segundo busca objetivos mais qualitativos ligados a uma perspectiva de mais curto prazo, representada pela demanda dos pacientes, e está centrado sobre tarefas particulares que requerem a mera aplicação de meios consagrados. Estas atividades são exercidas de maneira liberal e têm uma fraca pertença organizacional. O nível hierárquico, neste segundo caso, está determinado pela competência;

- Diferenciação entre logística e centro operacional - a logística é organizada de maneira mais mecanicista e coordenada, segundo critérios econômicos, de forma centralizada. O mundo médico é descentralizado e organizado, segundo o saber próprio e especializado. Há choques entre administração e centro operacional no que diz respeito ao controle dos equipamentos e das tecnologias médicas descentralizadas;

- Diferenciação no seio do centro operacional - há uma forte especialização horizontal e uma diferenciação no interior de cada serviço entre as várias categorias de profissionais e entre corpo médico e paramédico. Para os autores, a diferenciação é fonte de eficácia. É necessário respeitar algum grau de diferenciação, valorizar diferenças sem buscar a homogeneidade ou simetria. Deve-se, porém, compensar os efeitos negativos de uma diferenciação extrema, através do desenvolvimento de formas de integração de uma força equivalente.

Outros resultados da dinâmica organizacional dos estabelecimentos de saúde referem-se ao fechamento em relação ao exterior (ao ambiente) e um baixo sentimento de pertencer à organização por parte dos profissionais médicos.

O ambiente é percebido como um constrangimento e os membros mostram em face dele uma postura reativa. A organização está centrada sobre si mesma.

O processo de decisão estratégica procura inverter essas tendências. Objetiva ajudar a criar uma cultura em que o ambiente seja percebido como recurso; em que se antecipem as tendências do ambiente de modo a atuar, criativamente, sobre ele e onde a organização desenvolva sinergias e parcerias, de modo a trabalhar dentro da premissa de redes de colaboração.

Mudança de paradigma

A quebra de certos paradigmas tradicionais contribui para uma maior reflexão considerando dois aspectos: a medicina e o profissional.

• A mudança do paradigma da Medicina - há uma especialização e concentração crescente de atividades e de meios tecnológicos em grandes estruturas hospitalares, que demanda de forma crescente uma intervenção do tipo gerencial. Diminui o estilo de exercício liberal da profissão e intensifica-se o controle administrativo dessas estruturas. Ao mesmo tempo em que o trabalho médico se insere em estruturas burocráticas, a Medicina passa a ser vista sob uma nova perspectiva. Uma atuação médica eficaz passa a supor uma articulação entre a medicina orgânica/positivista e um enfoque ecológico ou ambiental. A oposição entre generalistas e especialistas perde sentido. O papel do médico, agindo isoladamente, vai sendo substituído pela atuação em equipe. As parcerias se tornam indispensáveis, assim como a concepção de novas formas de hospitalização. A busca da solidariedade entre os atores passa a ocupar gradativamente o centro das atenções.

• A mudança do paradigma do profissional - a experiência deixa de ser a base essencial da competência profissional. A veloz renovação dos conhecimentos e das tecnologias torna mais facilmente obsoletos os recursos cognitivos anteriores.

Isto provoca um crescimento da especialização e uma regressão da autonomia dos especialistas. A complexidade técnica crescente provoca uma interpenetração maior entre o técnico e o econômico. Diante desse quadro, a formação tradicional, mais artesanal, de acompanhamento de um profissional mais antigo perde importância relativa; a formação e atualização permanente tornam-se uma das chaves da competência profissional; a possibilidade de operar reorientações profissionais (mudança de especialidades) torna-se capital tanto para o desempenho da carreira individual como para a eficiência organizacional.

Neste sentido, a gestão estratégica pretende operar movimentos que permitam a renovação do contrato psicológico entre os profissionais e a organização, hoje bastante enfraquecidos. O impacto sobre a identidade organizacional compreenderia vários fatores:

• Ao formular um projeto de organização mais estruturado, baseado na exploração de sinergias e de parcerias, a gestão estratégica busca colocar em evidência soluções (o que tem impactos psicológicos naturais) e escolher dentre elas aquelas que permitem um maior ganho coletivo ao favorecer o compartilhamento de recursos. A gestão estratégica combina as estratégias individuais dentro de uma estratégia de conjunto, deslocando as atenções das atribuições para as contribuições. A formalização da informação, das análises e dos planos favorece a apreensão da organização por todos os atores. O próprio diretor do hospital fortalece sua posição ao ter que arbitrar, em última instância, no contexto de vários projetos médico-assistenciais;

• O processo de análise estratégica cria lugares de encontro, estimula a reflexão coletiva (intra e intergrupo profissional), distribui responsabilidades entre grupos, cria novas unidades, aumenta as interfaces externas. O sistema de poder, dividido e preso aos serviços, evolui para o estabelecimento de transversalidades e de interdependências. A natureza, ao mesmo tempo técnica e econômica das decisões, conduz à evolução das relações entre administradores e médicos no sentido da colaboração. Haveria mais integração e formalização;

• O melhor conhecimento mútuo, baseado na socialização de um sistema de informação, promove uma gestão consertada, negociada, que acentua a necessidade das sinergias e parcerias operacionais. O ambiente passa a ser o centro das atenções. Os vários agentes organizacionais passam a se visitar mutuamente, a conversar, a se encontrarem mais. Os valores passam a ser questionados, trazidos à tona como fundamento das decisões. Determinados tabus, como a competência alheia, são relativizados. A avaliação estratégica justifica a necessidade de uma análise da competência global dos serviços, em face dos usuários. A rigidez de posições corporativas cede lugar, em função da possibilidade do encontro, a posições mais flexíveis;

• O imaginário organizacional evolui, em síntese, para uma valorização das interdependências que compensa a reivindicação de autonomia, para uma apreciação positiva do sentido de bem coletivo da atividade. Os indivíduos se apropriam da organização com informação, formalização e análise, e desenvolvem uma motivação para a ação. Sentem-se modelando e adaptando dinamicamente sua organização.

Esta renovação depende da mobilização de três alavancas:

• **O papel da liderança:** as situações de crise exigem a presença do poder de motivação do líder. Esta liderança deve anunciar a capacidade de assumir a iniciativa e de explorar novas regras do jogo. Deve comunicar com clareza, visando fixar, focalizar progressivamente um novo modo de comportamento, guiado por um estado de espírito menos individualista, mais solidário, mais centrado na ação coletiva, que valorize as contribuições mútuas e a comunicação, menos hierarquizado, menos prescritivo, mais aberto às expectativas externas, mais transparente. Esta liderança deve ajudar a projetar a imagem do sistema político não como um jogo de pressões aleatórias, mas como um processo de ação interativa consensual e que valorize contribuições em vez de atribuições.

• **O papel da comunicação:** a comunicação ajuda a criar uma linguagem comum e a integrar os discursos individuais numa perspectiva global, de modo a aumentar a coesão social. A comunicação implica no reconhecimento do outro como legítimo outro, no reconhecimento das expectativas dos interlocutores, no reconhecimento da imagem que projetamos para os outros e na comparação entre essa imagem e o desejado. A comunicação exige uma releitura da organização para nos reconhecermos - como coletividade - no passado e para explorar determinados traços culturais do mesmo, que podem ser úteis para mudar ou identificar formas retardatárias de prática das quais podemos nos afastar positivamente. Comunicar nossa oferta de atividades é uma forma de fortalecer nossos compromissos em face ao exterior e de aumentar nosso nível de exigência.

• **A apropriação da organização pelos atores:** sem uma apropriação da estratégia pelos atores, esta não irá em frente. Dada a característica processual, adaptável, nuançada, dos projetos dos vários serviços, torna-se necessário que os vários atores subscrevam uma carta de intenções estratégicas geral, que tenda a dar unidade às iniciativas locais, algo assim como o grande projeto de estabelecimento. Como entre o discurso e a real modificação de comportamentos há uma distância importante, é fundamental que se assuma a análise estratégica como um processo exploratório, iterativo e progressivo como aprendizagem permanente.

O modelo de mudança organizacional

Este modelo de gerenciamento tenta articular a necessidade de racionalidade com a ampla participação dos atores da base organizacional. Opõe-se ao modelo racional de um ator único (a direção), que busca apenas uma única solução ótima de natureza econômica, a partir de uma problemática que se pretende estruturada. Insere-se na perspectiva do desenvolvimento organizacional, que encara a mudança não como a gestão da passagem de um estado de equilíbrio para um estado de equilíbrio diferente, mas como a gestão do desequilíbrio que caracteriza toda organização dinâmica, desequilíbrio e movimento, estando intimamente ligados.

Na perspectiva do desenvolvimento organizacional, mudança e aprendizagem são fenômenos naturais e essenciais, de caráter permanente e não eventos induzidos, ocasionalmente, de fora. Esta perspectiva consiste em impedir a ingerência da hierarquia para que os atores organizacionais pesquisem os obstáculos ao bom funcionamento organizacional, que se identificam, com frequência, com o comportamento interativo. Outra contribuição ao novo modelo de gerenciamento é a Análise Sociológica das Organizações, de Artmann (2006), que defende a necessidade de uma ampla participação para apoiar o processo de conquista do mundo exterior no potencial energético de atores autônomos que negociam um projeto solidário.

Este modelo é racional, pois acentua a necessidade de formular objetivos, pautados em um raciocínio de custos de oportunidade e uma análise de tendências do ambiente externo. É um modelo de negociação participativo, de baixo para cima, que se apoia na formalização das análises, avaliações e estratégias e na utilização de um método de trabalho comum. É um modelo propício à mudança, porque permite desde o início o encontro onde não havia. Algumas características deste modelo:

• O processo supera o modelo - a coerência é fruto de ajustamentos sucessivos, de uma aprendizagem progressiva sobre a possibilidade de objetivos comuns, mesmo que parciais. Neste processo de aprendizagem, destaca-se a preocupação com a necessidade de uma atuação permanente sobre um ambiente complexo e evolutivo, de maneira não reativa;

• A organização é o produto das orientações - a organização se constrói a partir de planos de ação definidos coletivamente e de uma política de sinergias;

• As orientações provêm da base - em uma organização diversificada e achatada, a definição centralizada da estratégia é necessariamente redutora.

Na promoção do processo de mudança, duas questões são vitais para Cremadez (1992). Em primeiro lugar, a necessidade de que haja um investimento pedagógico expressivo no território da metodologia e de que os atores incorporem a idéia de que poderão manter o controle sobre o processo, dependendo os resultados de suas possibilidades; em segundo lugar, a necessidade de obter resultados rápidos e de que se consolide a idéia de que o distanciamento crítico em relação às competências profissionais ajudará a desbloquear situações inextricáveis.

Alguns princípios devem ser apontados como muito importantes neste processo:

• Ser transparente e argumentativo no processo de busca incessante do consenso, evitando apostar no antagonismo para contornar situações de impasse;

• Evitar condutas de exclusão, mantendo a porta sempre aberta à discussão;

• Explorar o poder de motivação do diretor, que deve explicitar com clareza sua vontade de mudança e assinalar as grandes linhas teóricas deste processo, considerando a satisfação dos usuários, a realização dos atores internos e um maior alcance da missão;

• Dar-se o tempo necessário, considerando as particularidades de cada serviço e hospital, para que aconteçam processos de mudança;

• Apostar na obtenção de resultados concretos para reforçar a crença na mudança número imaginário dos atores;

• Fugir de um jogo de soma nula, através da exploração das sinergias e parcerias, da socialização de meios;

• Tornar os processos decisórios mais rápidos e combater a burocracia para dar sinais evidentes de uma menor inércia organizacional.

Fatores críticos de sucesso e análise da posição competitiva

Segundo Porter (1989), o setor de serviços sofreu muitas mudanças nos últimos anos e vem crescendo acentuadamente, começando a ser visto pelos governos como um componente importante da Economia. Ao mesmo tempo, a competição internacional em serviços está em crescimento.

Porter (1989) também apresenta que a estratégia competitiva deve nascer de um conhecimento detalhado através das cinco forças competitivas, conforme apresentadas no item 1, sendo:

• a ameaça de novas empresas;

• a ameaça de novos produtos ou serviços;

• o poder de barganha dos compradores;

• o poder de barganha dos fornecedores;

• a rivalidade entre os competidores existentes.

A análise da posição competitiva ou estratégica do hospital corresponde à identificação dos fatores críticos de sucesso (FCS) e ao grau de controle relativo dos mesmos por parte do hospital. Os fatores críticos de sucesso servem para avaliar a capacidade do hospital de obter bons resultados em cada um dos segmentos de atividade, ou seja, para satisfazer a demanda do serviço correspondente em qualidade e quantidade.

Os fatores críticos de sucesso correspondem às competências/tecnologias que devem ser controladas para se ter êxito nas atividades em análise. A identificação destes fatores críticos é equivalente à definição situacional de elementos de capacidade discriminante, ou seja, de capacidades específicas de ordem relacional, tecnológica, financeira ou de competências, cujo controle garante posições de vanguarda.

Este conceito apresenta as características fundamentais seguintes:

• O que se deve indicar é o conjunto de fatores que promovem efetivamente o êxito, quer dizer, o que é valorizado pelo meio ambiente dos profissionais e dos usuários. As confusões mais frequentes, às quais é necessário estar bastante atento, são: confundir fatores críticos de sucesso e norma profissional (interna ou não à organização) e confundir fatores críticos de sucesso e competência disponível, ou seja, considerar apenas aqueles fatores controlados pela instituição;

• O número de fatores levados em consideração deve ser limitado; tudo é importante, mas somente alguns elementos são decisivos;

• O nível de competência requerida pode ser avaliado em termos absolutos (mínimo requerido de ordem normativa), mas o que importa é a competência relativa, quer dizer, o diferencial de competências que se estabelece com relação aos concorrentes.

Os fatores críticos de sucesso não são invariantes. Sua composição evolui em função dos fenômenos que influenciam as expectativas dos usuários. Estes podem ter uma origem ambiental (fenômenos sobre os quais se pode frequentemente agir, ao menos indiretamente) ou resultar dos esforços das organizações, em competição entre elas mesmas, que tornam discriminantes fatores considerados anteriormente como secundários.

Quando depois da cotação o diferencial entre os concorrentes aparece como relativamente fraco, pode se interrogar sobre a pertinência dos fatores críticos de sucesso definidos. Com efeito, se todos os concorrentes estão próximos e obtêm uma nota satisfatória, deve-se perguntar se o fator chave de sucesso não pertence ao passado, se seu efeito discriminante pode estar já superado ou se as posições concorrenciais dependem de outros parâmetros.

Por outro lado, se todos os concorrentes resultam mal cotados, é necessário se perguntar se não existe um desvio que opera entre a visão do especialista (seu sistema normativo) e a visão do usuário (suas expectativas).

A identificação dos fatores críticos de sucesso (FCS) deve ser realizada, apoiando-se ao máximo na observação do meio ambiente, analisando o que determina o sucesso de um concorrente considerado particularmente ameaçador, interrogando os interessados, sejam profissionais ou usuários. Esta identificação é indissociável da identificação dos concorrentes e consiste em explorar, pela reflexão estratégica, certos dados de marketing, interrogando-se sobre a persistência das expectativas observadas e sobre os fatores suscetíveis de modificá-las.

O levantamento de dados sobre FCS se faz por referência ao lugar que se ocupa na rede de cuidados correspondente ao segmento estudado. Ocupar uma certa posição na rede de cuidados específica pode ser em si um FCS.

Uma vez determinado o espaço a ocupar, convém mobilizar um certo número de recursos e de capacidades de controle para propor serviços percebidos como tendo uma qualidade superior aos de seus concorrentes. A obtenção dos FCS é fruto da pesquisa sistemática sobre tipo, qualidade e volume dos recursos que teriam um efeito discriminante sobre a performance relativa dos concorrentes envolvidos.

Para ser operacional, isto é, conduzir à formulação de planos de ação que permitam melhorar a posição concorrencial do estabelecimento sobre um segmento de atividade dado, é necessário que a formulação dos FCS seja precisa. Não se trata de dizer, por exemplo, "são necessários médicos competentes", mas de precisar qual é a competência que faz a diferença; em vez de "são necessários equipamentos eficientes", identifica-se qual é o equipamento cuja detenção constitui uma real vantagem estratégica.

O que faz o sucesso é aquilo efetivamente percebido pelo consumidor/cliente/ paciente dos serviços ofertados. O fato de que o universo da Saúde seja um universo prescritivo certamente complica o problema na medida em que pode haver, em certos casos, dificuldades para conciliar as expectativas dos profissionais e as dos pacientes.

É necessário envolver todas as partes, especialmente os usuários (aqui incluídos os profissionais usuários da rede), na pesquisa dos FCS e evitar assumir a postura dependente de confundir expectativas com normas técnicas de boa qualidade profissional. As ferramentas de informação do marketing, os estudos de imagem, de satisfação e de opinião constituem, neste sentido, um suporte precioso. É por isto que a dimensão relacional (parcerias, comunicação) é frequentemente fonte de elementos discriminantes.

É importante salientar que, diferentemente dos critérios de valor, os fatores críticos de sucesso não podem ser idênticos para todos os segmentos de atividade, pois eles representam a especificidade da atividade. E mais, uma grande semelhança nos fatores críticos de sucesso de diferentes segmentos deve conduzir a repensar a segmentação.

O objetivo central desta definição é hierarquizar as atividades (os segmentos) em função de sua posição concorrencial. O método de análise consiste nos seguintes passos:

- Identificação dos fatores críticos de sucesso;

- Levantamento dos concorrentes;

- Ponderação dos fatores críticos de sucesso ou definição do seu impacto, ou de seu peso relativo sobre a posição concorrencial, o que consiste em distribuir 100 pontos entre os FCS em função de sua importância relativa;

- Notação - ato de atribuir nota de zero a 20 a cada FCS em função do grau de controle real dos mesmos, considerando o controle próprio e também o controle dos concorrentes/parceiros;

- Determinação da posição relativa própria e dos concorrentes, através da comparação dos escores pertinentes, sendo o escore de cada concorrente determinado a partir dos produtos do peso e da nota por FCS.

É importante assinalar aqui que a definição da posição competitiva dos concorrentes implica na falta de um conhecimento mais preciso da mesma, numa pesquisa complementar a ser feita em parte in loco (acumulando-se dados objetivos sobre o controle dos FCS). Assim, evita-se a subjetividade excessiva e erros inerentes a uma mera simulação à distância.

Para Porter (1989), existe uma estratégia fundamental para uma empresa poder competir: o posicionamento. Esta estratégia tem como centro principal a vantagem competitiva sobre os concorrentes e as empresas podem obter êxito sobre seus competidores se dispuserem de vantagem competitiva sustentável. Para o autor, existem dois tipos de vantagens competitivas: menor custo e diferenciação.

Entende-se por menor custo a capacidade de uma empresa de projetar, produzir e comercializar um produto ou um serviço comparável com mais eficiência do que seus competidores.

A diferenciação entende-se como a capacidade de proporcionar ao comprador um valor excepcional e superior, em termos de qualidade do produto ou serviço, características especiais ou serviços complementares (assistência). A diferenciação permite a uma empresa obter um preço melhor, que leva a uma lucratividade superior, desde que os custos sejam comparáveis aos concorrentes.

Um estudo realizado por Melo (2006) revela que o sistema de valor está relacionado à geração de valor adicional para o cliente e a minimização das ameaças oferecidas pelas empresas de planos de saúde. Por outro lado, os vetores institucionais referem-se aos elementos estruturais passíveis de ação e gerenciamento por parte de uma organização hospitalar. O quadro a seguir apresenta os fatores críticos de sucesso e seus componentes:

Quadro 1: Fatores críticos de sucesso

Fatores críticos de sucesso - FCS	Componentes
· Sistema de valor	· Poder de barganha das empresas de planos de saúde · Atração de pacientes · Atração de médicos usuários dos serviços hospitalares · Relacionamento com os médicos usuários dos serviços hospitalares

· Vetores
· Institucionais
	· Gestão de infraestrutura:
	  · Gerir custos hospitalares
	  · Trabalhar com receitas pressionadas
	  · Comprar eficientemente
	  · Gerenciar tratamentos de alta complexidade
	  · Gerenciar o faturamento dos serviços
	· Informatização, organização e profissionalização do setor administrativo
	· Seleção e retenção de profissionais:
	  . Contratar e manter equipe médica de qualidade
	  . Selecionar pessoas confiáveis para atuar nos controles administrativos
	  . Captar "pessoas que amem trabalhar" em ambientes hospitalares
	· Oferecimento de serviços de qualidade

Fonte: Melo (2006), baseado em Porter (1991).

Por outro lado, foram identificadas algumas estratégias e ações que, de alguma forma, endereçam os desafios que esses fatores representam.

Essas estratégias foram agrupadas por Melo (2006) nas seguintes dimensões: fator humano; arena competitiva e processos internos. A dimensão *fator humano* abrange as estratégias que se preocupam com o bem-estar e motivação tanto dos funcionários quanto dos clientes dos hospitais (médicos usuários e pacientes). A dimensão *arena competitiva* agrupa as ações que visam minimizar as ameaças oferecidas pelos planos de saúde. Finalmente, a dimensão *processos internos* refere-se às estratégias para melhorar a eficiência operacional e ao oferecimento de serviços extras.

Quadro 2: Resumo das dimensões, estratégias e ações

Dimensão	Estratégia	Ações
Fator humano	Proporcionar uma boa experiência para os médicos usuários e pacientes	· Oferecer infraestrutura com altos padrões de segurança contra infecções; · Oferecer equipamentos de última geração; · Estimular o bom relacionamento entre funcionários e médicos; · Estabelecer horário de visita mais flexível para os pacientes; · Escolher melhor localização física que facilite o acesso dos pacientes.
	Manter funcionários motivados e comprometidos	· Selecionar funcionários que melhor se adaptem a cada função e com amor pelo ramo hospitalar; · Premiar por bom desempenho como forma de motivação; · Remunerar acima do mercado como forma de motivação; · Criar uma relação entre empregador-empregado baseada na liberdade e confiança; · Não utilizar regulamentos exageradamente rigorosos com os funcionários; · Criar/profissionalizar o setor de recursos humanos; · Evitar terceirização.
Arena competitiva	Minimizar ameaças oferecidas pelo poder de barganha dos planos de saúde	· Fundar sua própria operadora de saúde; · Criar centro médico associado ao hospital; · Credenciar o máximo de empresas de planos de saúde possível; · Diferenciar-se na qualidade do serviço e da estrutura cobrando preço prêmio e aumentando força na arena competitiva.

Dimensão	Estratégia	Ações
Processos internos	Controlar custos e minimizar erros	· Profissionalizar setor administrativo; · Estruturar processos de compra; · Investir em infraestrutura de TI; · Implementar processo de acreditação internacional; · Organizar elo entre as atividades de execução do serviço e de infraestrutura; · Contratar gestor profissional para auxiliar proprietário a administrar o hospital; · Controlar custos e minimizar erros; · Terceirizar serviços para reduzir custos.
	Oferecer serviços extras	· Oferecer acomodações individuais, mesmo que o plano de saúde não cubra; · Oferecer *upgrade* de acomodação mediante pagamento de taxa extra.

Fonte: Melo (2006)

O plano estratégico em ação

Os planos incluem os esforços a serem realizados para agir sobre a rede de médicos de consultório (que referem pacientes), implementar associações, formar médicos e pessoal paramédico, adquirir novas tecnologias, implementar novos modos de atenção etc.

O plano de ação é o melhor a fazer para implementar a estratégia. Consiste em um conjunto de atividades, tais como:

• Formas de apropriação/desenvolvimento dos fatores críticos de sucesso, visando enfrentar os pontos fracos identificados na análise da incorporação de tecnologias e de recursos humanos, treinamentos, desenvolvimento de fatores de qualidade etc.

• Ações de negociação e de comunicação internas ao hospital e com a rede, incluindo o estabelecimento de sinergias e parcerias externas.

• Ações visando revalorizar um segmento, atuar sobre algum critério da análise do valor de baixo escore, passível de intervenção (quando a decisão política é de buscar aumentar o valor).

• Ações visando modificar o modelo assistencial, as formas de atendimento que caracterizam um determinado segmento e o perfil de tecnologias utilizadas.

• Ações de natureza social e intersetorial.

• Ações que desenvolvam objetivos, tipicamente médicos, como determinadas pesquisas.

A consolidação de um plano de ação é um contínuo retomar da análise estratégica do valor e da posição competitiva, visando aumentar o controle dos FCS para melhorar a posição estratégica geral. O plano culmina com a definição dos indicadores de monitoramento das ações para que seja possível acompanhar as mudanças propostas.

Melo (2006) apresenta um modelo de plano de ação, considerando os fatores a seguir:

Quadro 3: Modelo de plano de ação

Fatores críticos	Modelo de gestão				
	Fator Humano		Arena Competitiva	Processos Internos	
	Proporcionar uma boa experiência para os médicos usuários e pacientes	Manter funcionários motivados e comprometidos	Minimizar ameaças oferecidas pelo poder de barganha dos planos de saúde	Controlar custos e minimizar erros	Oferecer serviços extras
Sistema de Valor — Poder de barganha das empresas de planos de saúde			X		
Atração de pacientes	X	X		X	X
Atração de médicos usuários dos serviços hospitalares	X	X		X	X
Relacionamento com os médicos usuários dos serviços hospitalares	X	X			
Vetores Institucionais — Gestão de infraestrutura				X	
Informatização, organização e profissionalização do setor administrativo				X	

Fatores críticos	Modelo de gestão				
	Fator Humano		Arena Competitiva	Processos Internos	
	Proporcionar uma boa experiência para os médicos usuários e pacientes	Manter funcionários motivados e comprometidos	Minimizar ameaças oferecidas pelo poder de barganha dos planos de saúde	Controlar custos e minimizar erros	Oferecer serviços extras
Seleção e retenção de profissionais		X			
Oferecimento de serviços de qualidade	X	X		X	X

Fonte: Melo (2006)

Outros fatores podem ser considerados, principalmente levando-se em conta a realidade do hospital e as estratégias estabelecidas (metas, objetivos e resultados esperados).

Cabe ressaltar que na visão de Porter (2004) não se pode confundir estratégia com metas e objetivos. A estratégia não é um sonho e sim algo muito concreto, específico e claro. O autor afirma que a meta fundamental de uma empresa é obter um retorno superior do investimento no longo prazo e que o crescimento só é bom se permitir obter e manter um retorno superior do capital investido, destacando que a lucratividade tem de ser medida com realismo, ou seja, devem ser desafiadoras e alcançáveis, determinando-se o lucro efetivo da totalidade do investimento. Porter chama a atenção para o erro de se fixar metas irrealistas de lucratividade ou crescimento, que podem prejudicar a estratégia da empresa.

A análise dos ambientes internos e externos ao hospital é fator determinante do sucesso do planejamento.

A coluna lateral da tabela traz o texto vertical: **Vetores Institucionais**.

Capítulo 2

Planejamento hospitalar

2.1 A evolução do desenvolvimento do planejamento hospitalar

Um dos grandes desafios dos profissionais da área da Saúde é desenvolver ferramentas de suporte de gestão simples e capazes de visualizar as etapas de todos os processos a serem desenvolvidos para o planejamento do trabalho, seja em nível operacional, seja em nível estratégico.

Gonçalves (2006) apresenta um modelo para revitalização ou modernização de uma estrutura hospitalar preexistente, visando um processo de planejamento inspirado em um modelo de evolução espiral, envolvendo todos os atores do hospital. Este projeto será apresentado da seguinte forma:

2.1.1 Rotina de apoio ao desenvolvimento do planejamento:

- Realização de entrevistas com a direção e os funcionários;

- Coleta de dados e documentos;

- Elaboração de diagnóstico institucional básico e proposição dos passos seguintes;

- Validação do diagnóstico institucional e das ações propostas como passos seguintes;

- Constituição de um grupo de trabalho de planejamento estratégico do hospital, composto por diretores ou representantes da diretoria;

- Criação de escritório de planejamento e controle vinculado ao projeto/planejamento, com o objetivo de implantar no hospital uma estrutura que possa centralizar as ações de planejamento estratégico, coletando informações e acompanhando sua implementação;

- Capacitação técnica do corpo diretivo por meio de palestras, entrevistas e reuniões sobre planejamento estratégico e operacional;

• Elaboração de versão preliminar do planejamento estratégico, que consolida informações do cenário interno e externo do hospital e propõe readequações preliminares a missão, visão e diretrizes da instituição (do hospital);

• Submissão da versão preliminar do planejamento estratégico à diretoria para discussão, análise, sugestões etc.;

• Revisão do planejamento estratégico;

• Elaboração da versão final do planejamento estratégico e do manual de avaliação e controle dos resultados;

• Apresentação do planejamento estratégico e do manual de avaliação e controle dos resultados ao corpo diretivo para validação;

• Implantação do planejamento estratégico e do manual de avaliação e controle dos resultados pela direção e do escritório de planejamento e controle.

A) Mapeamento da situação atual:

Para realizar o mapeamento da situação atual (identificação do problema) torna-se necessário formular as seguintes questões:

• O que pretendemos executar;

• Como pretendemos desenvolver essas ações;

• Onde elas serão realizadas e implementadas;

• Quando precisamos ou pretendemos ter essas ações concluídas;

• Por que queremos ou precisamos desencadear essas ações.

B) Objetivos a serem atingidos:

Este momento refere-se ao estabelecimento de objetivos a serem atingidos ou esperados e, neste caso, serão avaliados:

• as mudanças necessárias;

• os acréscimos previstos;

• as melhorias e correções necessárias.

Após esta etapa devem ser avaliados:

• os recursos humanos, materiais (físicos e tecnológicos) e financeiros projetados;

• restrições existentes.

Por fim, faz-se um cronograma das atividades do projeto.

C) Roteiro de levantamento de dados:

O objetivo do levantamento de dados é padronizar a prospecção de informações, criando uma base de dados inicial para o desenvolvimento do planejamento estratégico e consequentemente para o planejamento das atividades no trabalho. Para tanto, duas bases de dados são consultadas:

- **Cenário externo:** perfil da população da região, doenças e endemias, evolução de dados populacionais e epidemiológicos;

- **Cenário interno:** dados relativos à atenção ao paciente e dados dos serviços técnicos gerenciais.

PARTE I: Dados da comunidade - cenário externo

- **Ambientais:** infraestrutura existente na cidade: luz elétrica, abastecimento de água, esgoto, coleta de lixo;

- **Demográficos:** população do estado ou município;

- População por sexo e faixa etária;

- Dados demográficos do município onde está inserido o hospital - dados populacionais;

- Dados epidemiológicos.

PARTE II: Dados dos programas de atenção ao paciente

Programa de consultas externas:

Ambulatório:

- Ambulatório de especialidades médicas;

- Pronto atendimento;

- Emergência.

- Programa de atenção ao paciente internado;

- Programa de atenção ao paciente cirúrgico;

- Programa de exames complementares ao diagnóstico e ao tratamento.

PARTE III: Avaliação dos serviços técnico-gerenciais

- Área predial:

• Dados físicos do hospital - área do terreno, área total construída, número de blocos, entre outros;

• Dados físicos da região - número de ruas que confrontam o terreno, número de acessos externos ao hospital, identificação dos geradores de poluição ambiental que possam comprometer as atividades do hospital e outros;

• Documentação predial - conjunto de plantas, local de guarda/arquivamento de documentação adequado, projetos e reformas que atendem às exigências legais etc.;

• Planejamento e organização de espaços, por exemplos, espaço físico de cada ambiente, fluxo de funcionamento entre as diversas áreas, necessidades de ampliação, criação de novos espaços e outros;

• Adequabilidade da infraestrutura predial, como abastecimento de água, desabastecimento de energia pela concessionária, quanto aos resíduos (manuseio do lixo hospitalar, volume, tratamento de esgotos, etc.);

• Avaliação dos sistemas de infraestrutura predial - hidráulico sanitário, água quente, água fria, gases medicinais, transporte vertical (elevadores), equipamentos de combate a incêndio, comunicação visual, paisagismo interno, telhados, lages, tratamento de lixo comum hospitalar.

Engenharia clínica e manutenção de equipamentos médicos:

• Existência de programa formalmente estruturado de manutenção preventiva;

• Como são feitos os registros de manutenção;

• Identificação de quais são os serviços de manutenção terceirizados e o motivo que levou à terceirização;

• A existência de manuais de operações dos equipamentos.

• Serviço de nutrição dietética:

• Composição da equipe de nutrição e dietética (quantidade, subordinados, qualificação técnica, equipamentos e instalações).

Serviço de farmácia:

• Composição da equipe de farmácia (quantidade, subordinados, qualificação técnica, equipamentos e instalações);

• Tipo de distribuição de medicamentos adotado e motivo da opção;

• Serviço de lavanderia e rouparia:

• Composição da equipe de lavanderia e rouparia (quantidade, subordinados, qualificação técnicas);

• Equipamento de lavanderia e rouparia, capacidade, estado de conservação e manutenção e se são suficientes para atender às necessidades do hospital.

Instalações:

• Serviços prediais - recepção, segurança, transportes, limpeza.

• Composição da equipe de administração (quantidade, subordinados, qualificação técnica);

• Existência de atividades terceirizadas, e quais;

• Forma de gerenciamento de tais atividades pelo hospital.

Central de material esterilizado:

• Composição da equipe de material esterilizado (quantidade, subordinados, qualificação técnica).

• Serviços de suprimentos – compras e almoxarifado:

• Composição da equipe de compras e almoxarifado (quantidade, subordinados, qualificação técnica).

Arquivo médico e estatística:

• Composição da equipe (quantidade, subordinados, qualificação técnica), estruturação e adequação do arquivo médico.

2.1.2 Planejamento operacional

Segundo Gonçalves (2006) apud Machline (1989), o planejamento operacional trata das atividades contidas na programação da rotina do hospital e descreve um processo interativo, considerando as expectativas sobre quando, onde e como as atividades serão desenvolvidas. Quanto aos resultados, estes são monitorados, medidos e reorientados quando forem desviados das metas estabelecidas.

Este planejamento resulta no modelo operacional do hospital, que possibilita uma análise continuada do desempenho institucional, por meio da relação estabelecida entre as necessidades ou demandas da população, a capacidade de atendimento do hospital e os serviços, efetivamente, realizados.

Um hospital deve ser entendido como um sistema, que pode ser dividido em três partes: entrada, processos e saída, sendo:

Figura 1: Fluxo operacional

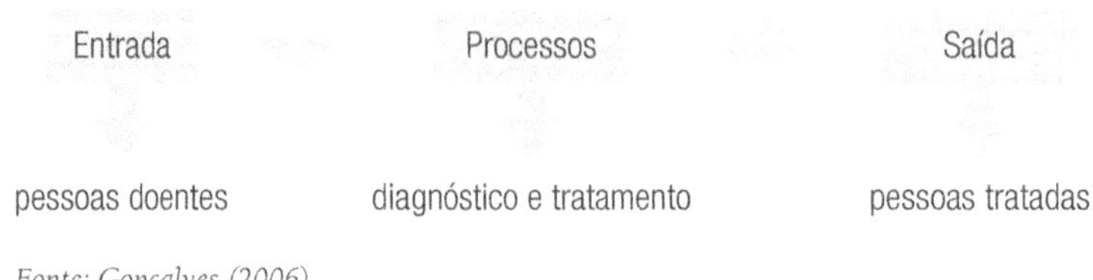

Fonte: Gonçalves (2006)

Por se tratar de uma estrutura complexa, inúmeras variáveis devem ser levadas em consideração:

- Densidade populacional;

- Perfil epidemiológico da população;

- E demais recursos disponíveis na região.

Os recursos humanos são considerados insumos essenciais e apresentam grande diversidade de especialidades e materiais.

O Sistema "hospital", na realidade, é um conjunto de subsistemas que interagem para que se possa atingir um objetivo final. Cabe ressaltar que o centro deste sistema é ocupado pelo ator principal: o paciente. Esta estrutura é dividida em: atenção direta e atenção indireta.

Atenção direta: compreende na atenção direta ao paciente – atividades fins (do diagnóstico ao tratamento):

- Corpo clínico

- Enfermagem

- Serviço social médico

- Nutrição e dietética

- Farmácia

- Fisioterapia

- Psicologia

- Terapia ocupacional

- Serviços auxiliares ao diagnóstico e ao tratamento

As unidades operacionais onde a atenção direta ocorre são:

- Ambulatório
- Emergência
- Internação geral
- Internação especial (UTI)
- Centro cirúrgico e/ou centro obstétrico
- Reabilitação

Atenção indireta: compreende a atenção indireta ao paciente – atividades meio (administrativas):

- Almoxarifado
- Gestão de recursos humanos
- Manutenção predial
- Engenharia clínica
- Lavanderia
- Higienização hospitalar
- Segurança e portaria (zeladoria)
- Arquivo médico
- Faturamento
- Contabilidade
- Finanças
- Informática

Programas hospitalares estruturados (assistenciais, apoio, ensino, pesquisa):

A estruturação dos programas hospitalares nas unidades operacionais torna-se fundamental para o cumprimento dos objetivos e metas e pode ser dividido em algumas etapas:

Programa de atenção ao paciente externo:

- Consultas de emergência
- Consultas de ambulatórios
- Consultas novas
- Consultas de seguimento

- Pequenas cirurgias e outros procedimentos médicos
- Atenção multiprofissional

Programa de atenção ao paciente internado:
- Clínica médica
- Clínica cirúrgica
- Clínica geral
- Clínica vascular
- Traumatologia
- Queimados
- Neurologia
- Clínica pediátrica
- Terapia intensiva

Programa de atenção ao paciente cirúrgico:
- Cirurgia geral:
  - Pequeno porte
  - Médio porte
  - Grande porte
- Cirurgia traumatológica:
  - Médio porte
  - Grande porte

Programa de apoio ao diagnóstico e ao tratamento:
- Diagnóstico por imagem
- Métodos gráficos
- Patologia clínica
- Anatomia patológica
- Endoscopia
- Hemoterapia

Programa de apoio técnico:

* Enfermagem
* Farmácia
* Nutrição e dietética
* Serviço social médico
* Psicologia
* Fisioterapia
* Odontologia
* Terapia ocupacional

Programa de serviço de apoio gerencial:

* Recursos humanos
* Informática
* Econômico-financeiro
* Faturamento
* Suprimento e compras
* Engenharia clínica e manutenção predial
* Arquivo médico
* Lavanderia e rouparia
* Higienização e limpeza

Outros programas podem fazer parte da rotina do hospital, tais como: programas assistenciais, programas de ensino para a área médica e a área multiprofissional e programas de pesquisa.

Modelagem do planejamento operacional hospitalar

Segundo Gonçalves (2006), o planejamento operacional pode ser estruturado através do seguinte roteiro:

* Quantificação do programa de consultas;
* Distribuição das consultas entre emergência e ambulatórios;
* Distribuição das consultas por especialidades;

• Quantificação do programa de internação, utilizando a correlação de consultas realizadas versus leitos necessários;

• Distribuição dos leitos por especialidade;

• Quantificação do programa cirúrgico;

• Quantificação do programa obstétrico;

• Quantificação do programa de exames complementares.

Este roteiro, aplicado à realidade do hospital, pode ser auxiliado através de um levantamento, buscando a identificação dos seguintes indicadores e parâmetros:

• Programa de atenção ao paciente externo:

• % ou número de consultas médicas por habitante/ano;

• % de consultas de emergência por % de consultas programadas por habitante/ano;

• % de consultas de trauma por % de consultas programadas por habitante/ano;

• % de consultas especializadas por % de consultas programadas por habitante/ano.

Pode ser feita uma planilha apresentando a distribuição das consultas especializadas, para que estes indicadores sejam identificados de forma mais precisa e mais clara.

Programa de atenção ao paciente internado:

• Número de internações a cada número de consultas;

• Cálculo do número de leitos = Número de internações x média de permanência/número de dias x taxa de ocupação;

• Número de internações a cada número de consultas.

Distribuição de leitos por especialidade:

• Clínica médica = x%

• Pediatria = x%

• Clinica cirúrgica = x%

• Cuidados prolongados = x%

Programa de apoio ao diagnóstico e ao tratamento:

X consultas ambulatoriais x coletas x exames

X consultas emergenciais x coletas x exames

    uma internação x exames

Diagnóstico por imagem:

- Número de exames por habitantes
- Número de exames por consultas ambulatoriais
- Número de exames por consultas de emergência
- Número de exames por internação.

Métodos gráficos:

- Eletrocardiografia de repouso: um exame em % de consultas cardiológicas;
- Eletrocardiografia de esforço: um exame em % de consultas cardiológicas;
- Eletroencefalografia: um exame em % de consultas neurológicas.

Internação infantil:

- Pediatria = % de ocupação por leitos
- Berçário = número x ociosidade
- Número x demanda

Internação especial:

- UTI = % x número leitos

Hospital/dia: % x número leitos

Projeção do programa de atenção ao paciente cirúrgico:

- Centro cirúrgico - exemplo: considerando o número de operações eletivas realizadas por dia útil, o funcionamento de 7h às 17h e que cada operação dura em média duas horas, não foram consideradas cirurgias de urgência e emergência.

• Projeção - dez operações por dia = 20 horas = duas salas de cirurgia para as eletivas e mais uma sala para as operações de urgência e emergência.

• Distribuição por porte cirúrgico - 40% de operações de pequeno porte, 40% de operações de médio porte e 20% de operações de grande porte. Pode-se projetar, por mês, um total de operações eletivas: 80 operações de pequeno porte, 80 operações de médio porte e 40 de operações de grande porte, além das 60 operações para os casos de urgência e emergência.

Neste caso, considerando a quantidade de três salas, o hospital deverá ter oito leitos para a recuperação pós-anestésica. Estas projeções podem ser feitas de acordo com os dados do hospital em estudo para que se tenham as informações necessárias para a projeção de resultados efetivos.

• Centro obstétrico - A partir de um estudo da região e do histórico de atendimentos do hospital, pode-se estimar o número de partos realizados por dia/mês/ano x número e/ou % de partos cirúrgicos. Partindo-se da premissa que o volume de partos seja de 100 partos por mês, seria necessário uma sala para parto normal; e considerando-se também que 40% dos partos são cirúrgicos, haveria a necessidade de uma sala para partos cirúrgicos; e como apoio a estas duas salas, pode-se estimar quatro leitos de pré-parto.

Manual de avaliação e controle de resultados:

Este manual é uma ferramenta que permite, pela avaliação contínua dos resultados observados, a permanente revisão do conjunto de planejamento estratégico e operacional, garantindo a consolidação e a continuidade desses processos e, por consequência, o desenvolvimento da instituição (hospital). Representa um instrumento de suma importância para a alta administração, a qual deverá criar uma equipe responsável pela elaboração, planejamento, controle e avaliação, que deverá ter formação multidisciplinar e poderá ser formada por economista, administrador, médico, enfermeiro e dois auxiliares administrativos.

Para poder consolidar, na prática, as ações do manual, algumas atividades deverão ser realizadas pela equipe responsável:

• Elaborar, anualmente, juntamente com todo o corpo diretivo e as lideranças do hospital, o planejamento estratégico para o próximo exercício, bem como divulgá-lo em todo o hospital, promovendo a participação de todos;

• Realizar anualmente a revisão e adequação do planejamento estratégico plurianual;

• Programar cursos, palestras, seminários e reuniões sobre planejamento estratégico, modernização administrativa, controle e avaliação, objetivando a atualização permanente de toda a equipe;

• Constituir-se em um agente multiplicador do conhecimento para todo o hospital;

• Orientar a elaboração dos planos setoriais, táticos e operacionais, das diversas áreas do hospital;

• Propor cronograma de implantação do planejamento estratégico, assim como das ações necessárias e dos responsáveis pela sua execução;

• Coordenar o processo de controle e avaliação do desempenho institucional (hospital) e dos resultados do planejamento estratégico;

• Definir os principais indicadores que serão utilizados para a avaliação global da instituição e dos resultados do planejamento estratégico;

• Identificar, orientar e encaminhar as ações corretivas necessárias à implantação adequada do planejamento estratégico;

• Coordenar, acompanhar e incentivar o trabalho da equipe de planejamento e controle;

• Assessorar permanentemente a direção do hospital nos assuntos referentes ao planejamento estratégico, bem como ao controle e avaliação dos resultados deste planejamento e do desempenho do hospital.

Na avaliação de cada item deve ser utilizado um formulário específico, denominado ficha de controle e avaliação dos resultados do planejamento estratégico. Esta ficha pode ser apresentada considerando um conjunto de itens relevantes do planejamento estratégico e do desempenho global do hospital, sendo:

• Missão;

• Visão;

• Valores;

• Diretrizes;

• Planos de ação;

• Metas;

• Indicadores.

O grupo de indicadores pode ser dividido em:

- Indicadores de assistência médico-hospitalar;
- Indicadores de qualidade;
- Indicadores de recursos humanos;
- Indicadores de satisfação do usuário e de relacionamento com a sociedade;
- Indicadores econômico-financeiros.

Quadro 4 : Ficha de controle e avaliação dos resultados do planejamento estratégico

Hospital X	Comitê de planejamento e controle
Ficha de controle e avaliação dos resultados do plano estratégico	Número 000
Descrição resumida dos objetivos, diretrizes e metas a observar: Missão do Hospital X:	
Descrição resumida dos itens a verificar	Resultado da avaliação, documentação apresentada e pontos validados:
Divulgação institucional	
Validação institucional	
Revisão	
Próximos passos (ações, datas, responsáveis)	

Ações	Datas (cronograma)	Responsáveis

Participantes
Data e assinatura dos responsáveis

Fonte: Gonçalves (2006), adaptado.

2.2. O enfoque da gestão estratégica hospitalar

Este enfoque de gestão estratégica pretende apoiar a evolução cultural necessária, provocando impactos sobre a identidade organizacional de variadas formas:

• Procura desenvolver uma visão totalizadora da organização, baseada na exploração de sinergias e parcerias. Pretende reforçar no imaginário organizacional a necessidade da interdependência, como compensação para a forte autonomia profissional;

• Propõe uma estratégia de conjunto que implique na fixação de prioridades claras e que não seja uma mera justaposição de objetivos individuais. Pretende deslocar as atenções das atribuições para as contribuições;

• Busca pautar-se pelo raciocínio dos custos de oportunidade, de modo a apontar aquelas soluções que comportam um maior ganho coletivo ao favorecer o compartilhamento de recursos;

• Procura desenvolver lugares de encontro intra e interdisciplinar, intra e interequipes de profissionais, questionando o isolamento dos especialistas e das corporações e facilitando o livre curso da comunicação, a serviço de uma maior coesão social organizacional;

• Promove o desenvolvimento de uma cultura da avaliação que rompa com o tabu da competência alheia. O projeto interdisciplinar da gestão se descortina através da proposta de estabelecimento de redes de cooperação interna e externa, ou de formas de integração e de um tipo de estrutura organizacional coerente com essa perspectiva.

A infraestrutura humana pode ser entendida sob o ponto de vista de Cremadez & Grateau (1992), que reconhecem a possibilidade de quatro tipos de cooperação eventual. São eles:

• **Parceria vertical:** corresponde a coordenar os papéis dos estabelecimentos no seio de um mesmo processo de prestação de cuidados. Por exemplo, integração entre os níveis primário, secundário e terciário de um determinado domínio de atividade (implantação de um sistema de referência e contrarreferência materno-infantil);

• **Integração conjunta:** corresponde ao compartilhamento de uma tecnologia, especialmente de recursos raros (diagnóstico e terapia). Aqui, sem acabar completamente com a concorrência virtualmente existente, congela-se um elemento da mesma;

• **Adicionamento ou acréscimo:** neste caso, não há mais concorrência. Articulam-se estabelecimentos ou unidades em torno de serviços completos. Há a constituição de um potencial comum;

• **Complementaridade:** consiste na valorização das contribuições complementares, na geração de uma prática diferenciada útil para todos os cooperantes. Exemplo: cooperação entre redes de cuidados, entre a Medicina e a Geriatria, substituindo a concorrência pela cooperação.

É importante resgatar a idéia de que o processo de integração estratégica do enfoque em questão não se coaduna com uma visão única, sem rupturas da saúde pública, representada pela proposta de um único modelo de integração incutido pela regulação central, considerado um modelo de otimização. A rede deve ser vista como o resultado da imbricação das oportunidades de diferentes formas de cooperação que se oferecem aos atores participantes de um sistema. É um conceito que repousa sobre a capacidade de negociação e contratação dos atores, já referida. O papel da instância de regulação seria o de incitar, ativar e coordenar este processo de aproximação e de relacionamento, respeitando a diversidade. Neste particular, a via da responsabilização dos atores nada tem a ver com um tipo pesado de planificação tecnocrática, como já apontado por Rivera (1998).

A respeito do postulado da organização em rede interna, é necessário assinalar que, hoje, o paradigma predominante deveria ser o da flexibilidade e adaptabilidade organizacional. Defendem-se estruturas planas, com um número mínimo de níveis hierárquicos e unidades de pequeno tamanho e grande latitude de ação. Este ideal organizacional já é uma realidade no ambiente hospitalar. O grande problema hospitalar é, porém, a falta de integração ou a diferenciação exagerada, que deve ser compensado.

A estrutura em rede interna, vista como alternativa ao alto grau de diferenciação, é definida como a organização das relações entre indivíduos multipertencentes (multidisciplinares), que assumem papéis flexíveis no seio de processos de integração, suscetíveis de valorizar o potencial de riqueza e de inovação ligado a uma diferenciação incitada ou estimulada propositalmente.

A estrutura pertinente possibilita aumentar a iniciativa e a inovação, cria a possibilidade de novos serviços que podem significar uma vantagem competitiva, e permite a reunião de dimensões estratégicas interdependentes e de importância equivalente (sem hierarquia).

As principais características de uma organização em rede interna seriam, para Cremadez (1997), as seguintes:

• A dinâmica organizacional supera/prevalece sobre as formas estruturais;

• Um profissional pode ser responsável por uma dimensão da organização e subordinado ao responsável de uma outra dimensão. Esta estrutura estimula a capacidade de liderança da organização;

• A missão da liderança formal seria mobilizar o potencial de iniciativa da organização a serviço de uma perspectiva estratégica;

• O dirigente deve se preocupar com a adesão dos atores aos eixos de colaboração. A não hierarquização da participação nas instâncias de integração é um imperativo;

• Em uma estrutura em rede, a estratégia e as opções em geral são elaboradas em conjunto, em uma perspectiva global;

• O poder se fundamenta na capacidade de fazer chegar a informação aos indivíduos que estão melhor localizados para utilizá-la, sem retê-la (redes de informações e consolidação da educação permanente);

• A solidariedade predomina, a performance é coletiva;

• Os processos são de auto-organização;

• Não se deve descuidar da ambiência externa, que pode representar o perigo implícito na excessiva preocupação com as relações internas.

Uma rede estaria composta por pólos/nós que combinam as unidades de base em função de conexões que visam obter a integração desejada. Estas conexões podem corresponder estruturalmente a comitês permanentes ou temporários ou a departamentos e podem se dar em vários planos: conexões econômicas, burocráticas, operacionais, culturais etc., sendo que várias dimensões podem estar presentes simultaneamente.

Em relação ao poder de ativação, de criação de novos intercâmbios, de novas conexões, defende-se um modo de ativação controlada: grande efervescência na base, limitada por processos de seleção de iniciativas na cúpula.

O conjunto do dispositivo estaria baseado no princípio da auto-organização das relações entre as unidades, que se desenvolve nos pólos de integração, e da auto-organização das unidades de base, correspondendo a um modelo de descentralização, que é mais amplo na medida em que as unidades são de pequeno tamanho e que a organização é plana, achatada. A capacidade de representação nas estruturas de integração estaria baseada na competência relacionada à problemática tratada e não na linha hierárquica ou na chefia tradicional.

O enfoque sugere a possibilidade de vários critérios de definição de eixos transversais, definidores de pólos da rede:

- População (idosos, mãe-filho etc.);
- Conjunto de patologias (cancerologia, endocrinologia);
- Campo anatômico (visceral, neurológico);
- Implementação de tecnologias mais ou menos sofisticadas (cirurgia, transplantes).

Em relação a este último aspecto, algumas tecnologias permitiriam uma estrutura de tratamento multidisciplinar como, por exemplo, a videolaparoscopia agrupando cirurgiões de várias especialidades, a ecografia vascular reunindo radiologistas, neurologistas, entre outros.

Trata-se, portanto, de mobilizar as sinergias ao redor de aproximações multidisciplinares, da problemática das emergências, dos idosos etc. Ou seja, de superar a rígida atomização entre as unidades de base correspondentes às tradicionais especialidades médicas, procurando articulá-las a partir dos critérios anteriores, considerados em um sentido abrangente ou macro. O critério gerencial de tipo de atendimento passa a ser especialmente importante neste processo de desatomização, como se apontará mais adiante.

O objetivo deste trabalho de gestão ou de organização da diversidade seria promover a modelização, a normalização de um número limitado de processos implementados em tantas estruturas diferentes (de serviços especializados) quanto maior seja o tamanho do estabelecimento. Esta visão, que concede um privilégio à categoria, modo de atendimento, rompe com a imagem da prática médica como um tipo de prestação que depende, fundamentalmente, da tecnicidade de seus atos, da personalidade e competência dos profissionais especializados, e que se exerce através de um único modo de atendimento.

Um modo de atendimento é definido como a normalização do processo ou o conjunto do percurso que se faz seguir a um paciente, a fim de satisfazer a necessidade que o leva a recorrer à instituição. Ele caracteriza a organização do trabalho no seio da estrutura (hospital, especialidade, serviço) que se dedica à sua implementação, e o tipo de relações que ela mantém com as unidades prestadoras de serviço que concorrem para este atendimento. Um modo de atendimento é de alguma maneira um processo depurado das particularidades ligadas a um domínio de cuidados preciso (especialidade). Neste sentido, pode-se falar em normalização.

Os principais modos de atendimento identificados são: hospitalização convencional; hospitalização domiciliar; consultas; emergências; hospitalização programada de duração determinada (reunião de várias especialidades em um mesmo estabelecimento que trata de eventos nosológicos programáveis).

O principal objetivo desta modelização é ajudar à gestão operacional, na medida em que permite padronizar e controlar processos produtivos, visando mais qualidade e eficiência, e adequar os recursos (especialmente os recursos humanos) aos mesmos. Esta normalização ajuda aos prestadores logísticos a adaptar seus serviços às características de cada modelo de atendimento e permite, ainda, definir os níveis de exigência que cada um deles deveria atender para obter uma vantagem comparativa.

Esta normalização implicaria na definição comunicativa das características dos processos de trabalho respectivos e de suas condições de sucesso ou, dito de outra forma, no estabelecimento de diálogos internos voltados para a geração de acordos sobre estas variáveis das formas de atendimento. Esta definição traz subsídios complementares para uma política de maior adaptação do perfil dos recursos humanos.

Este método de gestão assume, finalmente, a necessidade de questionar a rigidez organizacional, promovendo a mobilidade e a polivalência, e de planejar melhor a alocação de recursos humanos, tendo em vista o grau de adaptação dos mesmos às necessidades tecnológicas do trabalho e suas expectativas de satisfação. Assim, a gestão de recursos humanos é vista pelo enfoque como lugar dinâmico de definição das qualidades relativas ao perfil dos recursos que cada forma de atendimento demandaria e de suas possibilidades de satisfação. Da mesma maneira que em relação ao uso da categoria modo de atendimento como possibilidade de diálogo normalizador a serviço da transversalidade, o enfoque assume a gestão de recursos humanos como um grande locus de reflexão estratégica sobre a motivação dos profissionais (recursos humanos), para além da especialização.

Segundo Rivera (1998), o cerne da questão seria permitir a gestação de um diálogo entre profissionais de distintas especialidades em torno de critérios gerenciais, definidos pelos modelos de atendimento apontados. Este processo de comunicação, de alcance progressivamente crescente, visaria estruturar uma linguagem ou um glossário comum (uma metalinguagem gerencial), desenvolver uma capacidade de concepção operacional, capaz de aglutinar, de integrar, de permitir contatos interdisciplinares.

Toda a prática da gestão estratégica objetiva fundamentalmente a busca da integração como alternativa à diferenciação das organizações profissionais, resgatando o traço cultural da autonomia, o que significa apostar em processos de gestão ascendentes.

Mesmo referindo-se à segmentação estratégica (definição dos produtos das especialidades hospitalares em termos de agrupamentos homogêneos de atividades), esta preocupação está presente através da busca da transversalidade, das sinergias operacionais e culturais.

Capítulo 3

Qualidade em serviços hospitalares

A função do hospital é proporcionar serviços de qualidade com
os recursos disponíveis adequados às necessidades da sociedade.

(Gonçalves, 1989)

O hospital com as características observadas nos dias atuais é algo muito recente. Uma organização como instrumento de intervenção terapêutica com o objetivo de alcançar a cura de doentes é uma invenção relativamente nova. Segundo Foucault (1981), os primeiros hospitais datam do final do século XVIII. É nesse período que a Academia de Ciências da França busca uma padronização para os hospitais existentes, a partir de uma série de viagens de pesquisa, cujo objetivo era estudar aspectos físicos e funcionais para transformar os depósitos de doentes da época em instituições que buscassem a assistência à saúde, um local de prática médica. Antes do século XVIII, os hospitais serviam para separar os enfermos da sociedade para esperar a morte, não havendo quase nenhuma intervenção sobre a doença ou o doente.

A formação médica, que não incluía atividade hospitalar, passou, após essa fase, a ser uma atividade rotineira, com visita e evolução hospitalar dos pacientes realizadas por médicos, cujo trabalho era observar o comportamento dos doentes e tentar auxiliar a natureza no processo de cura. As guerras levaram à necessidade da criação de hospitais militares, abundantes na Europa em séculos passados. Sua disciplina foi incorporada por estas instituições e influenciou o funcionamento hospitalar tal como conhecemos hoje, com fichamento dos pacientes, identificação por leitos e a separação por doenças. Assim, o hospital passa a ser um campo documental normatizado, além de um espaço de cura (Foucault, 1981).

Atualmente, a organização hospitalar é uma das mais complexas, não apenas pela nobreza e amplitude da sua missão, mas, sobretudo, por apresentar uma equipe multidisciplinar com elevado grau de autonomia para dar assistência à saúde em caráter preventivo, curativo e realibilitador a pacientes em regime de internação, onde se utiliza tecnologia de ponta de rotina e crescentemente. E se constitui, ainda, num espaço de prática de ensino-aprendizagem e produção científica (Azevedo, 1993).

De acordo com Mintzberg (1995), a organização hospitalar caracteriza-se por ser uma burocracia profissional do ponto de vista estrutural, onde o setor operacional tem importância, tradicional e concentra o poder na organização. O seu mecanismo de controle dá-se por dimensão biológica e no qual os aspectos sociológicos, políticos e administrativos ficam relegados ao segundo plano. Estas questões são pouco observadas nos currículos das escolas médicas, por isso há obstáculos à adesão dos médicos aos programas de qualidade, por deficiência e limitação na sua formação (OMS/OPS, 1994).

Gonçalves (2006) reforça apresentando que o grande objeto de trabalho dos hospitais, ou melhor, que a razão de ser de um hospital é o paciente, e dependendo do referencial, é a comunidade servida. Contudo, um dos maiores resultados da organização hospitalar é, sem dúvida, a qualidade da assistência prestada. O autor acrescenta que uma pesquisa recente mostra que nem todos os dirigentes de hospitais e das financiadoras de assistência médica percebem este fato.

Outro fato é o entendimento de que já existe qualidade nos hospitais e que se faz o melhor possível. Este modelo de pensamento acaba distanciando ainda mais a gestão hospitalar da gestão de qualidade hospitalar, inibindo as práticas da qualidade neste ambiente. Posteriormente, serão tratados os conceitos de acreditação hospitalar (modelo de avaliação externa), que estabelece alguns quesitos a serem cumpridos e que contribuem para implantação dos programas de qualidade na gestão hospitalar.

Observa-se nas últimas décadas, em vários países, uma mobilização em torno da aplicação de programas de qualidade nas organizações hospitalares, com o objetivo de incrementar seu gerenciamento e melhorar a eficiência destes serviços (Camacho, 1998). Dentro deste contexto, desenvolve-se no Brasil, já há alguns anos, instrumentos oficiais de avaliação da performance das organizações hospitalares do Sistema Único de Saúde, utilizando-se um conjunto de critérios que os hospitais devem preencher, a partir de padrões pré-estabelecidos, tendo por base a aplicação de conceitos e técnicas da qualidade total (Quinto Neto, 2000). Fenômeno semelhante pode ser observado nos hospitais da rede privada suplementar, que fazem uso de certificações proferidas por organizações avaliadoras de reconhecimento internacional como diferencial de mercado, demonstrando uma crescente preocupação com a qualidade.

3.1 Qualidade na gestão hospitalar no Brasil

No Brasil se discute qualidade hospitalar desde o final da década de 1980, envolvendo modelos semelhantes aos aplicados no setor de hotelaria (as estrelas), outros voltados para modelos semelhantes ao da acreditação, inicialmente sob inspiração da *Joint Commmission* e da Organização Pan-Americana de Saúde e, por fim, chegando-se a criação da Organização Nacional de Saúde (ONA).

A partir do fim dos anos 1990, começou a ser difundida na área da Saúde a *International Organization for Standartization* (ISO), inicialmente nos laboratórios e bancos de sangue, dentro e fora dos hospitais. A partir do ano 2000, os critérios da Fundação Nacional da Qualidade começaram a ser difundidos com maior expressividade na área da Saúde. Já nas instâncias federais, algumas iniciativas são percebidas com o intuito de melhorar a percepção quanto à qualidade.

Outro fato foi a participação da Agência Nacional de Vigilância Sanitária (Anvisa) no estímulo e implantação de um programa chamado Hospitais Sentinela, envolvendo hospitais públicos e privados, que atua nas áreas de hemovigilância, tecnovigilância e farmacovigilância e visa fornecer informações sobre produtos e tecnologias utilizadas para o país. A Anvisa também efetivou uma parceria coma ONA para difundir os esforços empenhados na luta para o aumento da segurança dos usuários dos serviços de saúde.

Neste mesmo contexto, tem-se a Agência Nacional de Saúde Suplementar (ANS) trabalhando em diferentes modelos de regulação, visando melhorar as condições de acesso da população aos serviços e às tecnologias.

O Ministério da Saúde criou um projeto, denominado Centros Colaboradores, estimulando a cooperação entre os hospitais públicos e privados, financiados pelo SUS, onde um grupo de serviços de excelência fornecia *know-how* e supervisão para hospitais com menos desenvolvimento em áreas definidas. Isto representa que no país uma série de medidas foram tomadas, apresentando iniciativas e envolvimento para aumentar a qualidade na gestão de serviços em saúde.

As práticas da qualidade estão relacionadas com a conformidade aos padrões, adequação ao uso e satisfação do cliente e o desafio é implantar as práticas de gestão da qualidade na gestão de saúde, considerando a complexidade destas instituições e o número de atores que dela participam. No entanto, algumas dificuldades são identificadas para a implementação da qualidade nos serviços de saúde.

Segundo Gurgel Junior e Vieira (2002), atualmente, a adoção dos programas de qualidade no setor Saúde está fortemente relacionada ao crescimento dos custos da assistência hospitalar, quando comparados ao gasto total em saúde. Nos últimos anos, a agenda mundial de reforma do setor Saúde adota um conjunto de ações com o objetivo de reduzir os custos da assistência à saúde dentro de uma política de atenção administrada.

Neste sentido, os governos de vários países estimularam, dentre outras medidas, a concorrência entre os hospitais; passaram a limitar o pagamento total das faturas, a encorajar um melhor gerenciamento das organizações de saúde através de programas de qualidade, a limitar procedimentos e acesso a subgrupos populacionais mais susceptíveis, e, por fim, a desviar alguns custos para os usuários (Costa, 1996).

Entretanto, existem nas organizações hospitalares algumas especificidades de natureza econômica (Campos, 1998) e organizacional (Foucault, 1981; Azevedo, 1993; Nogueira, 1994; Mintzberg, 1995) que podem se colocar como possíveis obstáculos à introdução de programas de qualidade. Algumas questões devem ser aprofundadas, pontuando inicialmente algumas dessas características para demonstrar as dificuldades na implementação destes programas nas organizações prestadoras de assistência à saúde:

a) as leis de mercado não se aplicam bem ao setor em face das necessidades humanas e prioridades não mercantis, que se impõem independentemente dos custos de produção, valor de mercado e preços praticados;

b) a concorrência não é um elemento forte no ambiente destas organizações, pois este é um segmento cronicamente carente em alguns países;

c) a variabilidade da assistência demandada é enorme e cada paciente se comporta subjetivamente de maneira diferente, o que dificulta uma rígida padronização do processo de trabalho em saúde e a racionalização da oferta de serviços;

d) não há simetria de informação neste mercado, pois os clientes são geralmente leigos e não têm capacidade de julgar seu tratamento, nem suas necessidades, o que dificulta o exercício das suas opções de consumo;

e) o consumo do serviço é imediato à produção e, portanto, não há tempo para o controle prévio da qualidade, nem estoque para inspeção final;

f) a produção do serviço é executada por uma grande variedade de profissionais de diversos níveis de escolaridade e formação, com interesses corporativos distintos;

g) a categoria médica apresenta forte resistência aos programas por sentir-se fiscalizada e tolhida na conduta clínica dos pacientes ante o controle externo.

Por outro lado, há fortes argumentos utilizados para a adoção de programas de qualidade total na administração hospitalar, pois não é suficiente reunir o melhor corpo clínico para que a organização preste assistência de qualidade, já que esta depende de um conjunto de outros fatores comuns às organizações de vários setores (Nogueira, 1999).

Segundo Berwick (1994), a intervenção dos programas não se faz diretamente sobre o ato clínico, mas é fundamental nos processos administrativos da organização hospitalar e a gestão profissionalizada para que se alcance a qualidade nestes serviços.

Os setores administrativos (faturamento, contas médicas, almoxarifado), os serviços de apoio logístico (lavanderia, transporte), enfim, todas as áreas da organização que garantem o funcionamento dos setores operacionais seriam os objetos destes programas. Eles impedem que os setores operacionais que atuam nas extremidades do processo desperdicem seu tempo na resolução de problemas administrativos, que não é seu foco de trabalho, e se concentrem nas suas funções com melhores resultados.

Além disso, argumenta-se ainda que o instrumental estatístico desenvolvido pelos autores da qualidade, aliado ao instrumental da epidemiologia de serviços de saúde, utilizada na rotina da administração hospitalar, se constitui numa importante ferramenta de gestão, podendo contribuir significativamente para melhoria da qualidade da assistência (Donabedian apud Malik, 1998).

De acordo com Berwick (1994), o Programa de Demonstração Nacional de Melhoria da Qualidade de Serviços de Saúde, experiência realizada nos Estados Unidos, surpreendeu pela adesão e pelos resultados alcançados em termos de treinamento de pessoal, na busca da satisfação dos clientes/pacientes, que passou a ser ouvida com base em pesquisas de opinião realizadas; na capacitação gerencial para definir e resolver problemas; no alcance de metas estabelecidas; e, sobretudo, pela possibilidade de ser um caminho viável para mudança intraorganizacional necessária ao setor. Para seus responsáveis, os princípios básicos da qualidade total poderiam ser aplicados com êxito na administração hospitalar, mesmo considerando-se suas especificidades.

Deming (1990) salientou a importância da alta direção no processo de implantação da gestão da qualidade, assim como do seu envolvimento no processo e no exercício da liderança. A gestão da qualidade é um processo *top-down* e precisa ser compartilhado em toda a instituição. Outro fator relevante é a constância de propósitos da instituição.

Um dos modelos mais usados para garantir a qualidade é o de Deming (1990), que desde o final da Segunda Guerra Mundial declara que mesmo quando já existe qualidade, sempre há espaço para o aperfeiçoamento. A qualidade é um processo contínuo e parte-se da premissa de que tudo pode ser melhorado, o que resulta em inovação.

Toda organização de serviços deve assegurar que a qualidade de seus serviços satisfaça constantemente as exigências daqueles segmentos de mercado para os quais ela decidiu dirigir seus esforços. A crescente insatisfação entre os clientes que não reclamam representa uma ameaça a qualquer organização de serviço. Toda organização de serviços deve monitorar a satisfação dos clientes, através de pesquisas de mercado regulares. (Moller, 1998: 155)

 3.2 Iniciando um programa de qualidade

Para iniciar um programa de qualidade é necessário entender quais são os tipos de qualidade envolvidos. Moller (1998) apresenta que para satisfazer as exigências e expectativas, tanto técnicas como humanas, deve-se avaliar o que representa a qualidade para:

• O indivíduo (qualidade pessoal) - é neste aspecto que o processo de qualidade se inicia, já que uma organização só existe em função das pessoas que a compõe. Sendo assim, todo o investimento feito, desde o processo de recrutamento e seleção, passando pelo processo de treinamento e desenvolvimento (educação continuada), remuneração, avaliação de desempenho e motivação, são balizadores para que o processo de qualidade se dê com o máximo de eficiência e eficácia para a administração hospitalar;

• Um departamento (qualidade departamental) - para se obter qualidade departamental é necessário que as exigências sejam claramente definidas, antes que possam ser satisfeitas. Caberá ao responsável pelo setor definir quais as metas de qualidade para as funções, produtos e serviços do departamento, entendendo sempre que cada departamento é ao mesmo tempo cliente e fornecedor de insumos (materiais, informações, processos etc.) para outros departamentos e que a qualidade deverá permear em todas as etapas, aumentando a qualidade e produtividade para todos os setores envolvidos – visão sistêmica;

Um produto (qualidade dos produtos):

• Do ponto de vista do produtor, pode ser entendido como o grau de satisfação de um produto em relação aos requisitos descritos na sua especificação;

• Do ponto de vista do consumidor, pode ser entendido como o grau até o qual um produto satisfaz as exigências dos clientes, com respeito à função e ao gosto;

• Do ponto de vista da empresa - deve assegurar-se constantemente de que a qualidade do produto satisfaça as exigências dos segmentos de mercado, portanto é essencial que as empresas conduzam regularmente pesquisas para medir a satisfação dos clientes.

• Um serviço (qualidade dos serviços):

• Do ponto de vista da organização prestadora do serviço, pode ser entendido como o grau de satisfação de um serviço em relação aos requisitos descritos na sua especificação;

• Do ponto de vista do consumidor, pode ser entendido como o grau até o qual um serviço satisfaz as exigências, os desejos e as expectativas do seu recebedor;

• Do ponto de vista da empresa - deve assegurar-se constantemente de que a qualidade dos seus serviços satisfaça as exigências dos segmentos de mercado, aos quais decidiu dirigir seus esforços, portanto toda a organização prestadora de serviços deverá monitorar a satisfação dos clientes/pacientes, através de pesquisas de satisfação regulares;

• Uma empresa, neste caso um hospital - deverá compreender que tudo o que tem a fazer, quando é provedor de um serviço e quer que seu paciente/cliente sinta-se bem e perceba seu serviço como sendo positivo e brilhante é:

• Sorrir

• Manter contato com os olhos

• Tratar o paciente (cliente) pelo nome

• Dar-lhe atenção exclusiva

• Ser comprometido

• Falar em um tom de voz claro, calmo e firme, independente do estado emocional do paciente (cliente)

• Mostrar respeito, independente de etnia, sexo, opção sexual, nível cultural, religião etc.

• Ser leal aos seus colegas e à sua empresa

• Nunca ter a atitude: isto não é da minha responsabilidade

• Conhecer seu trabalho e as atividades da empresa como um todo (visão sistêmica)

• Estar sempre bem apresentado para o trabalho (vestimenta, aparência, humor etc.)

• Agir de forma descontraída e natural

• Orgulhar-se do que faz

• Reconhecer a importância do que os outros fazem

• Adaptar-se ao seu trabalho, a cada situação e a cada paciente (cliente).

3.2.1 Indicadores da qualidade na gestão hospitalar

Os primeiros passos para a implantação de um programa de qualidade em um hospital, como já foi apresentado anteriormente, ocorrem através da melhoria da qualidade das pessoas, dos seus departamentos, dos produtos e dos serviços, uma vez que tanto a imagem como a posição de mercado são, em grande parte, determinadas pela percepção dos pacientes/clientes a respeito da qualidade nestas quatro áreas.

Em segundo lugar, um hospital pode trabalhar para introduzir uma cultura de qualidade, a qual influencia toda a organização. Para que esta cultura da qualidade possa ser implantada, alguns indicadores devem ser considerados:

1. Foco no desenvolvimento da qualidade em todos os setores, desde o atendimento, passando pelas áreas médicas (específicas), fornecedores, orçamento e contas;

2. Participação da gerência no processo de qualidade;

3. Pacientes/clientes e usuários satisfeitos;

4. Funcionários comprometidos;

5. Desenvolvimento da qualidade a longo prazo e não só em redução de custos e aumento de lucros em curto prazo;

6. Metas de qualidade claramente definidas (da empresa, dos setores, das pessoas);

7. O desempenho da qualidade é premiado e utilizado como critérios de promoção – meritocracia;

8. O controle de qualidade é percebido de forma positiva;

9. A pessoa/setor seguinte no processo produtivo é um cliente valioso;

10. Investimento em treinamento e desenvolvimento pessoal;

11. Prevenção/redução de erros;

12. Nível de decisão adequado;

13. Caminho direto até os usuários finais - procedimentos ágeis, seguros e confiáveis;

14. Ênfase tanto na qualidade técnica como humana;

15. Ações da empresa (hospital) dirigidas às necessidades dos clientes;

16. Análise de valor permanente;

17. Reconhecimento, pela empresa, do seu valor para a sociedade.

Gonçalves (2006) apresenta três propostas nacionais de comparação de indicadores institucionais, como descritas a seguir:

• Exemplos de indicadores do Sistema de Indicadores Padronizados para Gestão Hospitalar (Sipageh).

• Indicadores do Programa de Controle de Qualidade do Atendimento

• Indicadores propostos pela Associação Nacional dos Hospitais Privados (Anahp) - Projeto Sinha (Sistema Integrado de Indicadores Hospitalares)

Quadro 5: Indicadores de Sipageh

Foco nos clientes:
· Indicadores de satisfação do cliente/paciente: SUS, particulares e convênios.

Foco nos recursos humanos:
· *Turnover;*
· Absenteísmo;
· Índice de frequência de acidentes no trabalho;
· Horas de treinamento por funcionário/colaborador.

Foco nos pacientes:
· Tempo médio de permanência (geral, obstetrícia e pediatria);
· Taxa de mortalidade (geral, obstetrícia e pediatria);
· Taxa mensal de cesarianas;
· Indicadores de infecção hospitalar.

Foco no hospital:
· Taxa de ocupação de leitos;
· Margem líquida.

Fonte: Gonçalves (2006)

Quadro 6: Indicadores CQH

· Taxas de ocupação hospitalar; tempo médio de permanência; índice de rotatividade de leito; índice de intervalo de substituição.

· Taxa de mortalidade institucional; mortalidade operatória.

· Taxa de cirurgias suspensas; taxa de reinternação não programada e de ingresso na unidade de terapia intensiva.

· Taxa de cesarianas; cesarianas em primíparas; índice de Apgar.

· Taxa de infecção hospitalar; distribuições hospitalares por clínica e por localização topográfica; agentes microbianos nas infecções hospitalares.

· Percentual de médicos com título de especialistas; relação enfermeiro/leito, enfermagem/ leito e pessoal/leito; absenteísmo; rotatividade de recursos humanos, número de acidentes de trabalho; índice de treinamento e atividades de treinamento por setores.

· Índice de exames diagnósticos e laboratoriais por paciente/dia.

· Custo do quilo da roupa lavada e da refeição servida ao paciente.

· Avaliação do usuário: taxa de preenchimento.

Fonte: Gonçalves (2006)

Indicadores da qualidade da assistência médico-hospitalar propostos por Zanon

Quadro 7: Indicadores Anahp

· Taxas de ocupação hospitalar.
· Tempo médio de permanência.
· Mortalidade geral.
· Funcionamento por leito crítico e não crítico.
· Índice de rotatividade.
· Índice de absenteísmo.
· Horas de treinamento por funcionário.
· Frequência de acidentes de trabalho em 10 mil horas.
· Índice de glosas.
· Taxa de inadimplência sobre a receita.
· Índice de escaras.

Fonte: Gonçalves (2006)

Zanon (1999) propõe uma definição de qualidade da assistência médico-hospitalar do ponto de vista dos profissionais da Saúde e sugere indicadores para a sua avaliação objetiva. Em seus estudos discute o conceito de qualidade sob perspectivas diversas e, a partir dessa discussão, propõe uma definição objetiva para a qualidade da assistência médico-hospitalar. Esta é definida pelos seguintes atributos:

a) diagnóstico definitivo da doença que levou o paciente ao hospital, informado claramente ao próprio ou familiar responsável;

b) tratamento atualizado e comprovadamente eficaz, aceito pelo paciente ou familiar responsável;

c) assistência de enfermagem capaz de cumprir fielmente a prescrição médica e assegurar ao paciente atenção, carinho e respeito;

d) internação isenta, ou com um mínimo de intercorrências infecciosas e não infecciosas;

e) atendimento dessas condições por um preço menor que o do concorrente.

Como resultado, propõe os seguintes indicadores para avaliar os atributos acima citados:

Quadro 8: Indicadores propostos por Zanon

a) falta de informação médica no prontuário do paciente;

b) tempo médio de permanência;

c) mortalidade institucional;

d) queixas sem diagnóstico;

e) complicações infecciosas hospitalares;

f) complicações não infecciosas hospitalares;

g) consumo de antibióticos.

Fonte: Zanon (1999)

As variações desses indicadores entre 1992 e 1999 foram analisadas e demonstram, de forma objetiva, as verdadeiras falhas do atendimento, bem como sugere suas prováveis causas. Na medida em que essas falhas e suas possíveis soluções forem discutidas com os profissionais da Saúde, a qualidade da assistência médico-hospitalar será, efetivamente, monitorada e aprimorada. Esta é uma lista mínima que poderá ser aumentada, quando houver necessidade de maior sensibilidade e especificidade, pela adição de outras taxas: complexidade do atendimento; mortalidade sem infecção, com infecção comunitária e com infecção hospitalar; tipo de complicação infecciosa; supuração da ferida por especialidade cirúrgica; supuração da ferida por tipo de cirurgia; taxa de infecção em procedimentos de risco e outras.

A apuração desses indicadores é feita após cuidadosa revisão do prontuário de cada paciente, seguida pelo registro dos dados pertinentes em formulário específico. Em qualquer processo de produção, as características dos produtos variam normalmente ao longo do tempo ou em amostras diferentes. Deming (1990), citado por Nogueira (1994), distingue dois tipos de variações: normais e anormais.

A variação normal (abaixo do limite tolerável) resulta de flutuações aleatórias do processo de produção ou de diferenças de precisão na mensuração das características do produto. A variação anormal (acima do limite tolerável) decorre de uma alteração relevante estranha no processo de produção, que compromete a qualidade do produto. O limite máximo de variação tolerável para cada indicador foi calculado somando-se à média o dobro do desvio padrão (DP). O limite tolerável da falta de informação médica no prontuário é zero. A qualidade tem por objetivo identificar e eliminar as variações anormais. Quando passam a prevalecer apenas as variações normais, diz-se que o processo entrou em estado de controle estatístico ou estabilizou-se.

Os Indicadores e suas especificidades:

a) Falta de informação médica no prontuário

É considerada falta de informação médica a inexistência de diagnóstico inicial ou final no prontuário do paciente. Esta taxa é calculada dividindo-se o número de pacientes sem informação pelo total de pacientes e multiplicando-se o resultado por 100.

O prontuário é um registro detalhado e ordenado dos dados do paciente. Inclui informação individual e familiar, seus hábitos e antecedentes, detalhes de sua doença, de seu estado geral e da sua evolução, bem como os procedimentos diagnósticos e terapêuticos indicados e efetuados, seus resultados e um resumo final da doença com diagnóstico(s) definitivo(s). Do ponto de vista legal, graças ao prontuário do paciente é que os médicos podem provar que a assistência era adequada ao quadro clínico que o paciente apresentava naquele momento. Se não existir informação no prontuário, ou se a mesma for incompleta, o médico perde a possibilidade de comprovar o que realmente fez e, consequentemente, a assistência não pode ser considerada de boa qualidade. É, portanto, inadmissível considerar o atendimento de boa qualidade se os registros médicos ou de enfermagem não existem ou são incompletos.

b) Tempo médio de permanência (TMP)

O tempo médio de permanência é a média do número de dias que os pacientes permaneceram internados. É calculado dividindo-se o número de pacientes/dia pelo número de pacientes. Paciente/dia é o conjunto de serviços prestados a um paciente hospitalizado em um período compreendido entre zero e 24 horas, um dia censitário. O número de pacientes/dia é calculado multiplicando-se o número de pacientes pelo número de dias que estiveram internados.

Existe uma relação direta entre o TMP e o estado geral do paciente, exceto naqueles muito graves, que vão precocemente a óbito. Contudo, além da doença, a permanência pode ser afetada por fatores econômicos (pressão para reduzir a estada e aumentar a rotatividade de leitos), sociais (o paciente não tem para onde ir) e administrativos (necessidade de leitos).

O TMP no HDH aumentou progressivamente de 2,88 dias, em 1992, para 3,86 em 1999, traduzindo a complexidade crescente do atendimento hospitalar.

c) Queixas sem diagnóstico (QSD)

O grupo XXVIII da Classificação Estatística Internacional de Doenças e Problemas Relacionados à Saúde (CID-10) consiste em:

a) "casos para os quais não se possa chegar a um diagnóstico mais preciso, mesmo depois que todos os fatos que digam respeito ao caso tenham sido investigados;

b) "sinais ou sintomas existentes no momento da primeira consulta que se mostrem de caráter transitório e cujas causas não possam ser determinadas;

c) "diagnósticos provisórios atribuídos a um paciente que não retorne à consulta para aprofundamento da investigação do diagnóstico ou para assistência;

d) "casos encaminhados a outros locais para investigação ou tratamento antes que o diagnóstico fosse feito;

e) "casos para os quais não foi possível estabelecer um diagnóstico mais preciso por qualquer razão".

A característica comum desse grupo é, portanto, a falta de um diagnóstico definitivo da queixa ou sinal que levou o paciente ao hospital. Esta taxa é calculada dividindo-se o número de pacientes com QSD pelo total de pacientes e multiplicando-se o resultado por 100.

Todo paciente tem o direito de ter um diagnóstico definitivo, estabelecido em linguagem clara, que possa ser por ele compreendida. O diagnóstico é uma variável que pode afetar decisivamente o curso da doença. Ele depende da formação e da experiência do médico, da disponibilidade de recursos tecnológicos específicos e, também, do tempo de permanência no hospital.

d) Mortalidade

A taxa bruta de mortalidade é calculada dividindo-se o número de óbitos verificados em uma clínica ou no hospital como um todo e o total de pacientes saídos dessa clínica ou do hospital, em determinado período, e multiplicando o resultado por 100.

A mortalidade reflete o estado geral do paciente e a complexidade do atendimento. Complexidade deriva de complexo, que literalmente significa confuso, complicado, intricado. *Atendimento de maior complexidade é, portanto, aquele de diagnóstico mais difícil, que requer maior assistência e que envolve um risco maior de óbito.* Por definição, a Unidade de Tratamento Intensivo (UTI) se destina ao atendimento de pacientes gravemente enfermos; existe uma correlação direta entre a frequência do atendimento na UTI e a mortalidade;

e) Complicações infecciosas hospitalares (CIH)

As infecções hospitalares foram definidas como conjunto de patologias mal classificadas, como pouca coisa em comum, exceto a condição de incidirem em pacientes hospitalizados. Não são, portanto, uma entidade nosológica (uma doença específica classificada), mas síndromes diferentes que, genericamente, são chamadas de infecção hospitalar, porque se manifestam durante a internação ou após a alta. Infecção hospitalar é uma denominação incorreta, porque o processo infeccioso não depende do ambiente hospitalar, mas da doença que o levou ao hospital, do seu estado geral e do tipo de tratamento a que foi submetido. Não se trata de uma doença infecciosa em sentido estrito, mas da complicação de uma doença preexistente ou do tratamento realizado.

Os critérios para o diagnóstico das CIH foram estabelecidos pelo *National Nosocomal Infectious Surveillance System* dos Estados Unidos e oficializados pelo Ministério da Saúde do Brasil, através da Portaria 2616/GM, de 12 de maio de 1998.

A taxa bruta de pacientes com complicações infecciosas hospitalares é calculada dividindo-se o número de pacientes infectados pelo total de pacientes e multiplicando-se o resultado por 100.

f) Complicações não infecciosas (CNI)

As complicações não infecciosas são intercorrências diversas, que complicam a doença ou os procedimentos médicos cirúrgicos e retardam a recuperação ou a cura do paciente. Esta taxa é calculada dividindo-se o número de pacientes com complicações não infecciosas pelo total de pacientes e multiplicando-se o resultado por mil.

As CNI aumentam a permanência, os custos da internação, os riscos de complicações infecciosas hospitalares e de óbito. Consequentemente, constituem um indicador objetivo da má qualidade da assistência prestada ao paciente.

g) Consumo de antimicrobianos

Os antimicrobianos estão entre os medicamentos mais caros e de maior consumo no hospital. A qualidade de sua prescrição deve ser avaliada levando-se em conta:

a) que devem ser indicados apenas para infecções susceptíveis;

b) que a antibioticoprofilaxia deve restringir-se aos casos indicados na literatura especializada.

A desobediência a estes princípios leva à prescrição indiscriminada, que é um indicador de má qualidade, porque expõe o paciente a efeitos colaterais indesejáveis, seleciona germes resistentes e aumenta o custo da hospitalização.

A taxa de consumo profilático de antibióticos é calculada dividindo-se o número de pacientes que utilizaram esses medicamentos na ausência de uma infecção e o total de pacientes, multiplicando-se o resultado por 100. Já a taxa de consumo terapêutico é calculada dividindo-se o número de pacientes tratados com antibióticos pelo total de pacientes e multiplicando-se o resultado por 100.

Considerando-se os indicadores apresentados, o estabelecimento de uma definição operacional de qualidade da assistência médico-hospitalar permite a seleção de indicadores epidemiológicos para avaliação. A análise destes sete indicadores deve ser entendida pelos gestores de saúde como fatores extremamente relevantes para a implantação de programas para a gestão da qualidade da assistência médico-hospitalar, que por sua vez poderá, através dos procedimentos adequados, ser efetivamente monitorada e aprimorada (qualidade contínua do processo).

A experiência do Programa Nacional de Demonstração de Melhoria da Qualidade, não só nos Estados Unidos, como também no Brasil, aponta para a hipótese de que a aplicação de programas de qualidade total nos hospitais leva diretamente a uma maior eficiência com redução de custos, e que estes serão fundamentais para a sobrevivência de muitas organizações de saúde, uma importante base para a competitividade destas organizações nos próximos anos (Berwick, 1994).

A qualidade total aplicada às organizações hospitalares é algo instigante e representa um desafio a sua aplicabilidade prática. Este processo apresenta uma infinidade de motivos para que a gestão da qualidade hospitalar seja implantada e considerada como uma das grandes forças competitivas para estas instituições, como forma de desenvolver modelos de gestão mais adaptados às peculiaridades e especificidades destas organizações, considerando a complexidade do seu ambiente institucional.

Obstáculos importantes podem ser encontrados nas organizações hospitalares por questões gerais relacionadas aos programas e, principalmente, em face dos elementos estruturais e das especificidades dessas organizações, já delineadas anteriormente, que podem inviabilizar seus resultados quando aplicados de forma superficial.

Em virtude de um novo contexto, onde a qualidade deve permear em todos os níveis e já não é mais um elemento de diferenciação, e sim um pré-requisito, quanto mais rapidamente for implantada na gestão hospitalar, mais rapidamente dará o retorno pretendido, não somente através da economia de recursos, mas sim pela excelência nos serviços prestados, gerando a superação da satisfação dos clientes/pacientes, ou seja o encantamento, tornando-se referência em saúde.

3.3 Ferramentas para a qualidade na gestão hospitalar

3.3.1 Os cinco sensos da qualidade

Uma das ferramentas que pode auxiliar na implantação de um programa de qualidade hospitalar são os cinco sensos da qualidade, conhecidos como 5S. Surgiu no Japão a partir de 1980 como alternativa para superar a crise econômica e social que atingia o país desde o término da Segunda Guerra Mundial. Essa crise necessitava ser superada através da melhoria de qualidade dos produtos japoneses.

Os 5 sensos da qualidade são:

Senso de Utilização (Seiri)

Senso de Ordenação (Seiton)

Senso de Limpeza (Seisou)

Senso de Saúde (Seiketsu)

Senso de Autodisciplina (Shitsuke)

Alguns benefícios da aplicação dos 5S:

- Promover a participação em todos os níveis da organização;

- Desenvolver equipes e lideranças;

Quadro 9: Os cinco sensos da qualidade

Senso	O que é?	Como fazer?
1º S - Utilização	Deixar no local de trabalho os materiais necessários ao serviço do dia a dia.	Deixar perto de você objetos necessários para executar tarefas. Materiais pouco usados ou sem uso deverão ser levados a outros lugares (descarte).
2º S - Ordenação	Um lugar para cada objeto e cada objeto no seu lugar. Facilitar a localização e economizar tempo.	Identificar arquivos, gavetas, armários, portas etc. Manter objetos devidamente organizados através de uma padronização.
3º S – Limpeza	Valorizar o ser humano e o próximo através da limpeza física e comportamental do ambiente de trabalho.	Limpar o que está sujo; evitar atritos pessoais e palavras indelicadas, respeitando o local de trabalho.
4º S – Saúde	Buscar melhorias sempre no trabalho e na vida, através da disciplina de si mesmo.	Praticando os três primeiros sensos, cuidar do corpo e da mente e colaborar com a segurança através do uso de EPIs.
5º S – Autodisciplina	Buscar melhorias sempre no trabalho e na vida através da disciplina de si mesmo.	Estando comprometido com a qualidade de trabalho, incentivando e ajudando os colegas, compartilhando informações e conhecimentos; estar sempre fazendo uma autoavaliação.

- Incentivar a criatividade;
- Melhorar o ambiente de trabalho;
- Reduzir absenteísmo e rotatividade de pessoal;
- Aprender a mudar;
- Preparar o ambiente para a qualidade total: qualidade; produtividade; empregabilidade; sustentabilidade.

Estes sensos auxiliam, de forma didática e ao mesmo tempo podendo ser lúdica, no processo de conscientização das pessoas com relação a sua postura individual diante da qualidade. Para facilitar o processo, podem ser feitos quadros, cartazes e outros meios, para difundir a cultura da qualidade do ambiente hospitalar (aspectos relacionados à comunicação interna).

3.3.2 Os 14 princípios de Deming

Os "14 princípios", estabelecidos por Deming, constituem o fundamento dos ensinamentos ministrados aos altos executivos no Japão em 1950 e nos anos subsequentes e aplicam-se a qualquer unidade ou divisão de uma empresa, tanto na indústria de transformação como na de serviços, seja ela grande ou pequena. São eles:

1º princípio: Estabeleça constância de propósitos para a melhoria do produto e do serviço, objetivando tornar-se competitivo e manter-se em atividade, bem como criar emprego;

2º princípio: Adote a nova filosofia. Estamos numa nova era econômica. A administração ocidental deve acordar para o desafio, conscientizar-se de suas responsabilidades e assumir a liderança no processo de transformação;

3º princípio: Deixe de depender da inspeção para atingir a qualidade. Elimine a necessidade de inspeção em massa, introduzindo a qualidade no produto desde seu primeiro estágio;

4º princípio: Cesse a prática de aprovar orçamentos com base no preço. Ao invés disto, minimize o custo total. Desenvolva um único fornecedor para cada item, num relacionamento de longo prazo fundamentado na lealdade e na confiança;

5º princípio: Melhore constantemente o sistema de produção e de prestação de serviços, de modo a melhorar a qualidade e a produtividade e, consequentemente, reduzir de forma sistemática os custos;

6º princípio: Institua treinamento no local de trabalho;

7º princípio: Institua liderança. O objetivo da chefia deve ser o de ajudar as pessoas e as máquinas e dispositivos a executarem um trabalho melhor. A chefia administrativa está necessitando de uma revisão geral, tanto quanto a chefia dos trabalhadores de produção;

8º princípio: Elimine o medo, de tal forma que todos trabalhem de modo eficaz para a empresa;

9º princípio: Elimine as barreiras entre os departamentos. As pessoas engajadas em pesquisas, projetos, vendas e produção devem trabalhar em equipe, de modo a preverem problemas de produção e de utilização do produto ou serviço;

10º princípio: Elimine lemas, exortações e metas para a mão-de-obra que exijam nível zero de falhas e estabeleçam novos níveis produtividade. Tais exortações apenas geram inimizades, visto que o grosso das causas da baixa qualidade e da baixa produtividade encontra-se no sistema, estando, portanto, fora do alcance dos trabalhadores;

11º princípio: Elimine padrões de trabalho (quotas) na linha de produção. Substitua-os pela liderança; elimine o processo de administração por objetivos. Elimine o processo de administração por cifras, por objetivos numéricos. Substitua-os pela administração por processos através do exemplo de líderes;

12º princípio: Remova as barreiras que privam o operário horista do direito de orgulhar-se de seu desempenho. A responsabilidade dos chefes deve ser mudada de números absolutos para a qualidade; remova as barreiras que privam as pessoas da administração e da engenharia do direito de orgulharem-se de seu desempenho. Isto significa a abolição da avaliação anual de desempenho ou de mérito, bem como da administração por objetivos;

13º princípio: Institua um forte programa de educação e autoaprimoramento;

14º princípio: Engaje todos da empresa no processo de realizar a transformação. A transformação é da competência de todo mundo.

3.3.3 O Ciclo do PDCA

O ciclo PDCA, ciclo de Shewhart ou ciclo de Deming , foi introduzido no Japão após a guerra, idealizado por Shewhart, na década de 20, e divulgado por Deming, em 1950, quem efetivamente o aplicou. O ciclo de Deming tem por princípio tornar mais claros e ágeis os processos envolvidos na execução da gestão, como, por exemplo, na gestão da qualidade, dividindo-a em quatro principais passos.

O PDCA é aplicado principalmente nas normas de sistemas de gestão e deve ser utilizado (pelo menos na teoria) em qualquer empresa, de forma a garantir o sucesso nos negócios, independentemente da área ou departamento (vendas, compras, engenharia etc.).

O ciclo começa pelo planejamento, em seguida a ação ou conjunto de ações planejadas são executadas, checa-se o que foi feito, se estava de acordo com o planejado, constantemente e repetidamente (ciclicamente) e toma-se uma ação para eliminar ou ao menos mitigar defeitos no produto ou na execução.

Os passos são os seguintes:

• **Plan (planejamento):** estabelecer missão, visão, objetivos (metas), procedimentos e processos (metodologias) necessários para atingir os resultados.

- **Do (execução)**: realizar, executar as atividades.

- **Check (verificação)**: monitorar e avaliar periodicamente os processos e resultados, confrontando-os com o planejado, objetivos, especificações e estado desejado, consolidando as informações, eventualmente confeccionando relatórios.

- **Act (ação)**: Agir de acordo com o avaliado e de acordo com os relatórios, eventualmente determinar e confeccionar novos planos de ação, de forma a melhorar a qualidade, eficiência e eficácia, aprimorando a execução e corrigindo eventuais falhas.

Figura 3: Ciclo do PDCA

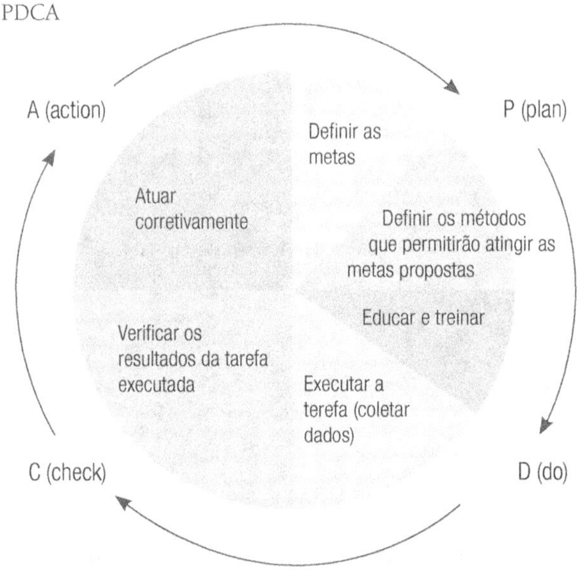

Fonte: Deming (1990), adaptado.

Passo 1: planejar (PLAN)

Este passo é estabelecido com base nas diretrizes da instituição (hospital). No momento em que os planos são traçados, existem três pontos importantes para considerar:

a) Estabelecer os objetivos sobre os itens de controle;

b) Estabelecer o caminho para atingí-los;

c) Decidir quais os métodos a serem usados para conseguí-los.

Após definidas estas metas e os objetivos, deve-se estabelecer uma metodologia adequada para atingir os resultados.

Há dois tipos de metas:

- Metas para manter;
- Metas para melhorar.

Metas para manter

Exemplos de metas para manter: Atender ao telefone sempre antes do terceiro sinal. Estas metas podem também ser chamadas de "metas padrão". Tem-se, então, qualidade padrão, custo padrão, prazo padrão etc.

O plano para se atingir a meta padrão é o Procedimento Operacional Padrão (POP). O conjunto de procedimentos operacionais padrão é o próprio planejamento operacional da empresa.

O PDCA utilizado para atingir metas padrão, ou para manter os resultados num certo nível desejado, pode então ser chamado de SDCA (S de standard).

Metas para melhorar

Exemplos de metas para melhorar: Reduzir o desperdício em 100 unidades para 90 unidades em um mês ou aumentar a produtividade em 15% até dezembro.

De modo a atingir novas metas ou novos resultados, a "maneira de trabalhar" deve ser modificada; por exemplo, uma ação possível seria modificar os Procedimentos Operacionais Padrão.

Passo 2: executar o plano (DO)

Neste passo, pode ser abordado em três pontos importantes:

a) Treinar no trabalho o método a ser empregado;

b) Executar o método;

c) Coletar os dados para verificação do processo;

Neste passo, devem ser executadas as tarefas exatamente como estão previstas nos planos.

Passo 3: verificar os resultados (CHECK)

Neste passo, são verificados os processos e avaliados os resultados obtidos:

a) Verificar se o trabalho está sendo realizado de acordo com o padrão;

b) Verificar se os valores medidos variaram, e comparar os resultados com o padrão;

c) Verificar se os itens de controle correspondem com os valores dos objetivos.

Passo 4: fazer ações corretivas (ACT)

Tomar ações baseadas nos resultados apresentados no passo 3;

a) Se o trabalho desviar do padrão, tomar ações para corrigí-lo;

b) Se um resultado estiver fora do padrão, investigar as causas e tomar ações para prevenir e corrigí-lo;

c) Melhorar o sistema de trabalho e o método.

É necessário lembrar que:

Figura 4: Ciclo PDCA para melhorias

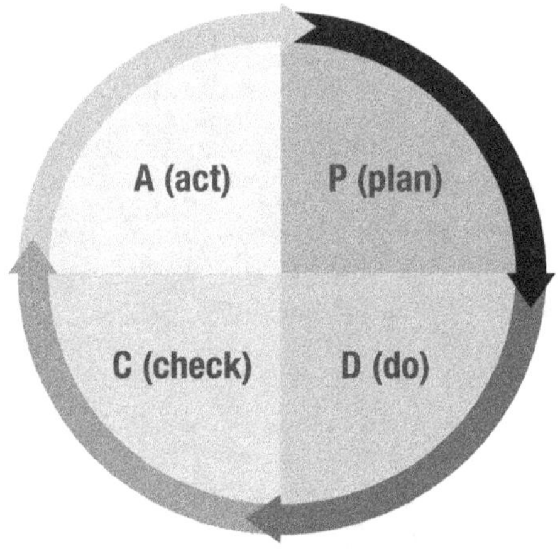

Fonte: Deming (1990), adaptado.

• A melhoria contínua ocorre quanto mais vezes for executado o ciclo PDCA, e otimiza a execução dos processos, possibilitando a redução de custos e o aumento da produtividade.

• A aplicação do ciclo PDCA a todas as fases do projeto leva ao aperfeiçoamento e ajustamento do caminho que o empreendimento deve seguir;

• As melhorias também podem ser aplicadas aos processos considerados satisfatórios; e

• As melhorias gradativas e contínuas agregam valor ao projeto e asseguram a satisfação dos clientes/pacientes.

3.4 Modelos externos de avaliação da qualidade

Neste item serão apresentados alguns modelos de gestão da qualidade, que focam a certificação das instituições de saúde junto à sociedade.

3.4.1 Acreditação hospitalar

De acordo com Antunes (2005), há mais de uma década, os serviços de saúde dos países desenvolvidos estão sob forte pressão, não apenas pelo aumento dos custos, mas principalmente pelas enormes injustiças dos sistemas de saúde que não conseguem proporcionar um acesso equitativo.

O grande desafio que se impõe na atualidade reside na busca de um equilíbrio entre as forças de mercado e as necessidades sociais, conjugando um composto de ações e atividades que possibilitem uma melhoria dos serviços de saúde, que devem ser prestados com equidade e custo socialmente aceitável. Para vencer esse desafio, torna-se uma exigência a incorporação de modificações substanciais, visando enfrentar a insuficiência dos sistemas de saúde.

Quando se analisa os fatores que comprometem a eficiência do setor de saúde, evidencia-se que a falta de planejamento permite a existência de instituições que frequentemente carecem de condições mínimas de funcionamento e não respondem às necessidades reais da população. Essas instituições oferecem serviços que não possuem padrões mínimos de qualidade (Quinto Neto, 2000).

Uma série de novos fatores presentes na sociedade atual vem provocando significativas, entre as quais destaca-se o papel determinante que o cidadão/cliente/paciente vem assumindo. Um segundo aspecto, também fundamental, encontra-se representado pelo fatalismo da competição e da noção de transitoriedade permanente, dado pela busca incessante da melhoria contínua, da sobrevivência institucional e da satisfação do cliente (Quinto Neto E Gastal,1997).

Os sistemas de acreditação se colocam como uma referência de garantia da qualidade assistencial para a sociedade como um todo, uma vez que exibem uma indicação objetiva que as organizações de saúde se encontram em conformidade com determinados padrões, fato que torna menos provável a ocorrência de erros e resultados adversos que prejudicam os usuários e criam uma situação de insegurança na população em geral (Quinto Neto, 2000).

Segundo Gonçalves (2002), apesar da prática da acreditação implicar uma visita de avaliação realizada por técnicos especialmente preparados para tal, muitos hospitais brasileiros têm utilizado o Manual da ONA e seus padrões como guias para a autoavaliação e para o planejamento de ações a serem desencadeadas no futuro próximo. Isso ocorre basicamente por dois motivos:

• Muitas instituições sentem dificuldade em alcançar os padrões de menor complexidade presentes no manual;

• Os padrões relevantes como exemplos de boa prática assistencial ou gestão da assistência; tornam-se, assim, capazes de orientar instituições que carecem de quadros gerenciais aptos ao pleno exercício de sua função, pré-requisito essencial para a sobrevivência das organizações, inclusive as de saúde, no mundo atual.

Para iniciar o movimento de padronização e acreditação, mesmo que internamente (autoavaliação), o uso do manual, não só pode, como deve representar um primeiro passo rumo à qualidade e quem sabe, num futuro próximo, ao processo de acreditação externo.

A autoavaliação pode ser iniciada dentro de cada setor e posteriormente passar a ser sistematizada, estendendo-se a uma visão institucional. Este processo pode se tornar periódico, constituindo-se em uma mudança de hábito/comportamento na instituição, até que todos os setores estejam aptos para um aprofundamento dos processos de acreditação, preparando a instituição para esta avaliação de fato. Algumas obras já foram publicadas a respeito de qualidade em instituições hospitalares, como apresentadas anteriormente.

Cabe destacar, também, o trabalho de Davis (1994), que sob o ponto de vista do Código de Defesa do Consumidor, destaca os direitos do paciente: o paciente tem todo o direito de saber o que está sendo feito com o seu patrimônio - o seu corpo e a saúde desse corpo. O prontuário é um papel, formulário ou documento em que o médico registra tudo o que diga respeito ao seu paciente. Conforme apresentado no item de qualidade, esse paciente tem direito ao acesso a todas as informações contidas naquele papel. Além disso, esse paciente tem ainda o direito de se recusar a passar por este ou aquele exame em determinada entidade ou serviço.

Graham (1990) apresenta um modelo integrado – Modelo de Auditoria de Qualidade Integrado (AQI), que inclui quatro componentes: Garantia da Qualidade, Gerenciamento de Risco, Gerenciamento de Recursos e Controle de Infecções.

Alguns trabalhos foram desenvolvidos para análise e comparação de normas de qualidade aplicáveis em instituições hospitalares. Nogueira (1994) compara os trabalhos de Deming e Juran sobre a criação do método de Gestão da Qualidade Total, verificando as semelhanças. O mesmo autor também analisa o trabalho de Donabedian em Controle Total da Qualidade (CQT) em serviços de saúde, definindo os sete pilares da qualidade em saúde.

Davis (1994) analisa a aplicabilidade e as vantagens da implantação das normas série ISO 9000 em uma instituição hospitalar. Finalmente, podemos destacar o trabalho de Moore (1999), que realizou uma comparação do Sistema de Acreditação Americano – *Joint Comission on Accreditation of Healthcare Organizations* (JCAHO) – com as normas série ISO 9000.

A norma ISO define o processo de trabalho, identificando e documentando todos os processos de uma empresa. As normas ISO 9000 também enfatizam bastante o *follow-up* do sistema, através de ações corretivas e preventivas, auditorias internas da qualidade e análise crítica do sistema pela administração. Por outro lado, uma das vantagens das normas da JCAHO é destacar aspectos importantes que devem ser observados no atendimento de saúde e as características de como fazê-lo bem, como o gerenciamento de informação, controle de infecção, gerenciamento do ambiente hospitalar. A JCAHO enfatiza bem mais o resultado final do processo.

O Manual das Organizações Prestadoras de Serviços Hospitalares foi desenvolvido pela Organização Nacional de Acreditação no final da década de 1990. Assim, pode-se dizer que o processo de acreditação no Brasil ainda é bastante incipiente, sendo este o momento ideal para executar uma análise crítica do instrumento de avaliação – o próprio manual – verificando a pertinência de seus requisitos, oportunidades de melhoria, assim como eventuais observações que possam ser detectadas. Tal análise crítica também deve ser executada na prática, de maneira a analisar o próprio processo de implantação do manual, obtendo assim uma visão das dificuldades de implantação e mudanças ocorridas na instituição após esse processo.

A acreditação de organizações de saúde originou-se nos Estados Unidos e, aos poucos, foi estendendo-se para outros países. Na atualidade, este processo avaliativo vem adquirindo maior visibilidade social em todo o mundo, na medida em que o público deseja obter informações mais específicas sobre a qualidade dos serviços oferecidos. O processo de acreditação americano é coordenado pela *Joint Comission on Accreditation of Healthcare Organizations* – JCAHO (Comissão Conjunta de Acreditação de Organizações de Assistência à Saúde). A JCAHO atua somente nos Estados Unidos e não autoriza o uso de sua metodologia fora desse contexto. A acreditação internacional fora do território norte-americano é de responsabilidade da *Joint Comission International* (JCI), empresa ligada a JCAHO que possui critérios, instrumentos e processos que seguem parcialmente o modelo JCAHO, mas que não tem o seu reconhecimento.

O Programa Brasileiro de Acreditação propriamente dito foi oficialmente lançado no mês de novembro de 1998, bem como o instrumento nacional desenvolvido na iniciativa conduzida por Humberto de Moraes Novaes. Em agosto de 1999, a Organização Nacional de Acreditação (ONA), órgão credenciador das instituições acreditadoras, foi constituída juridicamente e seu superintendente indicado pelo conselho. A ONA é responsável pelo estabelecimento de padrões e pelo monitoramento do processo de acreditação realizado pelas instituições acreditadoras. Em 2000, estas instituições passaram a ser credenciadas pela ONA, podendo atuar em âmbito nacional. (Quinto Neto e Gastal (1997) e Quinto Neto (2000)).

Diferentemente do modelo norte-americano (JCAHO), que se baseia em um trinômio – avaliação, educação e consultoria – o modelo brasileiro (ONA) se baseia em um binômio – educação e avaliação.

O Sistema Nacional de Acreditação se constitui no conjunto de estruturas, processos e entidades, que tem por finalidade a viabilização do processo de acreditação no Brasil. É um sistema independente, privado, constituído de forma representativa por todos os atores que compõem os diversos segmentos sociais relacionados com a saúde, com a sociedade civil e com o Ministério da Saúde.

É composto por uma Organização Nacional de Acreditação (entidade líder e controladora), tendo por objetivos principais a normatização, a coordenação e a implantação do processo de acreditação nas organizações prestadoras de serviço de saúde brasileiras e pelas instituições acreditadoras, com a função de executar as atividades do processo de acreditação, pelas organizações prestadoras de serviços de saúde públicas e privadas. A missão da ONA é a promoção de um processo de acreditação, visando aprimorar a qualidade da assistência à saúde no Brasil.

As atribuições e competências da ONA são:

1. regulamentar o processo de acreditação no país;

2. coordenar a implantação, implementação e desenvolvimento em nível nacional de um processo permanente de melhoria da qualidade da assistência, através de certificações periódicas;

3. promover o desenvolvimento e a disseminação de instrumentos para atender ao processo de autoavaliação e ao aprimoramento contínuo da assistência à saúde;

4. definir critérios e credenciar instituições acreditadoras;

5. estabelecer os padrões básicos a serem utilizados nacionalmente pelas instituições acreditadoras;

6. estabelecer as diretrizes gerais para o treinamento e capacitação dos avaliadores;

7. controlar e avaliar o processo de acreditação;

8. estimular a criação de instituições acreditadoras;

9. estimular as organizações prestadoras de serviços de saúde a procurarem o grau de satisfação dos seus usuários como instrumento básico para a gestão da qualidade.

Instituição acreditadora é uma organização de direito privado credenciada pela Organização Nacional de Acreditação, com a responsabilidade de proceder a avaliação e certificação da qualidade dos serviços, dentro do processo de acreditação em nível nacional.

As atribuições e competências das instituições acreditadoras são:

• Avaliar a qualidade dos serviços de saúde;

• Certificar as Organizações Prestadoras de Serviços de Saúde acreditadas; e

• Capacitar os avaliadores para o processo de avaliação.

Para fins de acreditação, organizações prestadoras de serviços de saúde são definidas como entidades jurídica e legalmente constituídas, nas quais se prestam serviços de assistência médica de tipo hospitalar, hemoterápico, laboratório e patologia clínica, ambulatorial e pronto atendimento, diagnóstico e terapia, atenção primária à saúde e assistência domiciliar, de caráter estatal ou privado, com ou sem fins lucrativos, sob a responsabilidade de uma diretoria.

3.4.1.1 Diretrizes do processo de acreditação

O processo de avaliação inicia quando uma determinada organização prestadora de serviços de saúde manifesta interesse em ser avaliada junto à instituição acreditadora. Esta, com base nas informações coletadas, formula uma proposta. A instituição acreditadora prepara o processo para a realização da visita, indicando a equipe de avaliadores à direção da organização para a aprovação.

Durante a avaliação, podem surgir quatro tipos de registros:

1. Não conformidade maior:

• ausência ou incapacidade total da organização prestadora de serviços de saúde em atender ao requisito do padrão ou à norma como um todo;

• um grande número de não conformidades "menores", constatadas ao longo da avaliação da organização em um único item do padrão ou distribuídas de tal forma que afetem a coerência e funcionamento do sistema;

• uma situação que possa, com base nas evidências objetivas disponíveis, gerar dúvidas significativas quanto à qualidade que está sendo fornecida.

2. Não conformidade menor:

• falta de cumprimento a requisitos do sistema da qualidade que o julgamento e/ou experiência da equipe de avaliadores indiquem que provavelmente não implicará em uma "quebra" do sistema da qualidade;

• uma não adequação ou não implantação de parte de um requisito da norma de referência, que é evidenciada pela equipe auditora.

3. Observação:

• uma falha localizada, comprovadamente não generalizada, que não possui uma relevância e impacto sobre a atividade auditada;

• desconforto da equipe de avaliadores;

• falha potencial.

4. Pontos Fortes:

• qualquer fato positivo evidenciado durante a avaliação.

Terminada a avaliação, a equipe de avaliadores emitirá o relatório de avaliação com os resultados da visita, que será apresentado à organização prestadora de serviços de saúde. Esta deverá registrar a sua ciência no relatório. A organização avaliada terá um prazo de 90 dias, a contar da data de assinatura de ciência, para ajustar as não conformidades menores, se for o caso, e solicitar nova visita à instituição acreditadora, que retornará à organização para verificar as não conformidades menores pendentes. Ao final da visita, a equipe de avaliadores entregará o relatório de avaliação à organização prestadora de serviços de saúde, que registrará sua ciência no mesmo. O processo de avaliação é considerado terminado após aprovação do relatório de avaliação pela instituição acreditadora, emissão do seu parecer final sobre o processo de avaliação, entrega deste à organização avaliada e dos documentos correspondentes à Organização Nacional de Acreditação.

No período de validade do certificado, a organização acreditada estará subordinada a dois mecanismos de controle para a verificação de manutenção do desempenho obtido no processo de avaliação: a avaliação anual simplificada de manutenção de acreditação e a detecção de eventos-sentinela.

Evento-sentinela é qualquer evento imprevisto que pode resultar em dano para os clientes externos e internos da organização, como elevação incidental da taxa de mortalidade, taxa de infecção hospitalar elevada, suicídio de paciente em local onde recebe assistência 24 horas, troca de bebê após o nascimento, entre outros.

O processo de recertificação será desencadeado por iniciativa da organização acreditada, por ocasião do término da validade do certificado anteriormente obtido. O processo de recertificação poderá ser acionado antecipadamente ao término da validade do certificado, em qualquer tempo, como forma de acesso antecipado (*upgrade*) a um nível de acreditação superior ao vigente, desde que efetuado com a mesma instituição acreditadora (ONA, 2000).

3.4.1.2 Critérios de Avaliação

O Manual das Organizações Prestadoras de Serviços Hospitalares, incorporado no Manual Brasileiro de Acreditação, é um instrumento de avaliação da qualidade institucional composto de seções e subseções. Nas subseções existem padrões definidos segundo três níveis, do mais simples ao mais complexo, do inicial ao mais desenvolvido e sempre com um processo de incorporação dos requisitos anteriores. Para cada nível são definidos itens de verificação que orientam a visita e a preparação do serviço de saúde para a acreditação. Os padrões seguem o princípio do "tudo ou nada", ou seja, o padrão deve ser integralmente cumprido (ONA, 2000). Os três níveis definidos em cada subseção são:

Nível 1:

As exigências deste nível contemplam o atendimento aos requisitos básicos da qualidade na assistência prestada ao cliente, nas especialidades e nos serviços da organização de saúde avaliada, com os recursos humanos compatíveis com a complexidade, qualificação adequada (habilitação) dos profissionais e responsável técnico com habilitação correspondente para as áreas de atuação institucional. Princípios orientadores:

- Habilitação do corpo funcional;

- Atendimento aos requisitos fundamentais de segurança para o cliente nas ações assistenciais e procedimentos médico-sanitários;

- Estrutura básica (recursos) capaz de garantir assistência orientada para a execução coerente de suas tarefas.

Nível 2:

As exigências deste nível contemplam evidências de adoção do planejamento na organização da assistência, referentes à documentação, corpo funcional (força de trabalho), treinamento, controle, estatísticas básicas para a tomada de decisão clínica e gerencial e práticas de auditoria interna. Princípios orientadores:

- Existência de normas, rotinas e procedimentos documentados e aplicados;

- Evidências da introdução e utilização de uma lógica de melhoria dos processos nas ações de assistência e nos procedimentos médico-sanitários;

- Evidências de atuação focalizada no cliente/paciente.

Nível 3:

As exigências deste nível contemplam evidências de políticas institucionais de melhoria contínua em termos de estrutura, novas tecnologias, atualização técnico-profissional, ações assistenciais e procedimentos médico-sanitários, bem como evidências objetivas de utilização da tecnologia da informação, disseminação global e sistêmica de rotinas padronizadas e avaliadas com foco na busca da excelência. Princípios orientadores:

- Evidências de vários ciclos de melhoria em todas as áreas, atingindo a organização de modo global e sistêmico;

- Utilização de um sistema de informação institucional consistente, baseado em taxas e indicadores, que permitam análises comparativas com referenciais adequados e a obtenção de informação estatística que mostrem tendências positivas e sustentação de resultados;

- Utilização de sistemas de aferição do grau de satisfação dos clientes (internos e externos) e existência de um programa institucional da qualidade e produtividade implantado, com evidências de impacto sistêmico.

Os requisitos do manual são cumulativos: para que uma organização seja acreditada em um determinado nível, é necessário que os padrões correspondentes àquele nível estejam atendidos em todas as subseções. Assim, para uma organização ser acreditada é necessário que haja conformidade com todos os padrões de nível 1; para ser acreditada plena, é necessário que haja conformidade com todos os padrões de nível 1 e todos os de nível 2; para ser acreditada com excelência, é necessário que haja conformidade com todos os padrões de nível 1, nível 2 e nível 3. Em caso de apresentar não conformidades menores, é facultada a manutenção do processo em aberto por um período máximo de 90 dias para a resolução das mesmas e na formulação do resultado final pesará o mesmo critério, na medida em que seja atingida conformidade com todos os padrões necessários para o devido enquadramento em um dos três níveis. O quadro 10 apresenta os resultados possíveis obtidos na avaliação.

Quadro 10: Possíveis resultados da avaliação em uma organização hospitalar

Padrão correspondente a	Presença de não conformidade maior	Não conformidade menor não atendida em 90 dias	Não conformidade menor atendida em 90 dias
Nível 1	Não acreditada	Não acreditada	Acreditada - Nível 1
Nível 2	Acreditada - Nível 1	Acreditada - Nível 1	Acreditada plena - Nível 2
Nível 3	Acreditada plena - Nível 2	Acreditada plena - Nível 2	Acreditada com excelência - Nível 3

Fonte: ONA (2000)

As seções e subseções constantes no Manual das Organizações Prestadoras de Serviços Hospitalares são apresentadas no Quadro 11 (ONA, 2001).

Quadro 11: Seções e subseções do Manual das Organizações Prestadoras de Serviços Hospitalares

Seção	Subseção
Liderança e Administração	Direção Administração Garantia da qualidade
Serviços Profissionais e Organização da Assistência	Corpo clínico Enfermagem

Seção	Subseção
Serviços de atenção ao paciente/cliente	Internação Referência e contrarreferência Atendimento Ambulatorial Emergência Centro cirúrgico Anestesiologia Obstetrícia Neonatologia Tratamento intensivo Hemoterapia Reabilitação Medicina nuclear Radioterapia
Serviços de apoio ao diagnóstico	Laboratório clínico Diagnóstico por imagem Métodos gráficos Anatomia patológica
Serviços de apoio técnico e abastecimento	Arquivo médico Controle de infecção hospitalar Estatísticas Farmácia Nutrição e dietética Central de processamento de roupas – lavanderia Processamento de materiais e esterilização Higiene Segurança e saúde ocupacional Serviço social
Serviços de apoio administrativo e infraestrutura	Documentação da planta física Estrutura físico-funcional Sistema elétrico Manutenção geral, controle de resíduos e portabilidade da água Segurança geral
Ensino e pesquisa	Biblioteca/informação científica

Fonte: ONA (2001)

3.4.1.3 Estudo comparativo entre o Manual das Organizações Prestadoras de Serviços Hospitalares e a Certificação ISO (Norma NBR ISO 9001/2000)

A Norma NBR ISO 9001/2000 especifica requisitos necessários para a adoção de um sistema de gestão da qualidade. É utilizada por partes internas ou externas, incluindo organismos de certificação, para avaliar a capacidade da organização de atender aos requisitos do cliente, os regulamentares e os da própria organização (ABNT, 2000). A NBR ISO 9001/2000 promove a adoção de uma abordagem de processo para o desenvolvimento, implantação e melhoria da eficácia de um sistema de gestão da qualidade para aumentar a satisfação do cliente pelo atendimento. Isto significa que um sistema de processos é aplicado pela organização, junto com a identificação, as interações desses processos e sua gestão.

Resumidamente, pode-se destacar as seguintes diferenças entre a NBR ISO 9001/2000 e o Manual das Organizações Prestadoras de Serviços Hospitalares:

• A estrutura da norma NBR ISO 9001/2000 é por processos e a do Manual das Organizações Prestadoras de Serviços Hospitalares é por setores;

• A norma NBR ISO 9001/2000 apresenta um modelo para sistema de gestão da qualidade, enquanto o Manual das Organizações Prestadoras de Serviços Hospitalares apresenta um sistema de garantia da qualidade para boas práticas de assistência ao paciente, com um enfoque de gestão no nível 3;

• O Manual das Organizações Prestadoras de Serviços Hospitalares não requer a existência de um Manual da Qualidade;

• O Manual das Organizações Prestadoras de Serviços Hospitalares requer o controle do registro "prontuário clínico", não havendo exigência explícita de controle sobre outros tipos de registros;

• O Manual das Organizações Prestadoras de Serviços Hospitalares não requer a definição de uma política da qualidade, objetivos para a qualidade, e um representante da direção;

• O Manual das Organizações Prestadoras de Serviços Hospitalares não requer a realização de uma reunião de análise crítica nos moldes que a NBR ISO 9001/2000 determina;

• O Manual das Organizações Prestadoras de Serviços Hospitalares não exige uma sistemática para desenvolvimento de novos serviços;

• O Manual das Organizações Prestadoras de Serviços Hospitalares não detalha requisitos com relação à aquisição, avaliação de fornecedores e verificação do produto adquirido;

• O Manual das Organizações Prestadoras de Serviços Hospitalares não exige explicitamente um controle dos dispositivos de medição e monitoramento (calibração);

• Determinados padrões do Manual das Organizações Prestadoras de Serviços Hospitalares exigem a realização de um controle de qualidade para os setores, sem detalhar qual a forma e a abrangência de tal controle – como medição e monitoramento do produto, controle de produto não conforme, ações corretivas e ações preventivas;

• O Manual das Organizações Prestadoras de Serviços Hospitalares detalha requisitos específicos para hospitais, incluindo determinados requisitos legais e questões básicas de higiene e segurança (padrões nível 1);

• O Manual das Organizações Prestadoras de Serviços Hospitalares é um modelo muito adequado para a avaliação do processo assistencial, tendo um foco muito forte na atividade fim dos hospitais;

• Os requisitos do Manual das Organizações Prestadoras de Serviços Hospitalares vêm ao encontro de uma aspiração médica que nem sempre é expressa, no sentido de criar um processo de acreditação cujas ferramentas causarão mais segurança no trabalho do médico.

De acordo com Antunes (2005), este estudo pode auxiliar as instituições hospitalares na comparação entre as características e as vantagens dessas duas ferramentas – o manual e a NBR ISO 9001/2000 e, eventualmente, optar entre uma das implantações.

Entre as principais vantagens do manual, destaca-se o fato de que a acreditação é um modelo mais adequado para o processo assistencial, tendo um foco muito forte na atividade fim dos hospitais.

A NBR ISO 9001/2000, por outro lado, é uma excelente ferramenta de gestão da qualidade. Consequentemente, um hospital já acreditado pela ONA pode decidir implantar a NBR ISO 9001/2000 para complementar seu sistema de gestão, ou inversamente: um hospital certificado NBR ISO 9001/2000 pode utilizar o manual como uma ferramenta de boas práticas de assistência.

4.4.2 Critérios de excelência – Fundação Nacional da Qualidade (FNQ)

O Prêmio Nacional da Qualidade (PNQ), assim como o Prêmio Qualidade do Governo Federal, segundo Gonçalves (2002), têm a autoavaliação como elemento fundamental nos procedimentos para uma futura avaliação externa. Para que uma instituição alcance os critérios de qualidade propostos, devem ser levados em conta os instrumentos da Fundação Nacional da Qualidade (FNQ). Considerando as dificuldades para os cumprimentos destes critérios, algumas instituições os utilizam em procedimentos de avaliação interna (autoavaliação) e para um aprimoramento contínuo de gestão.

A FNQ, em seu Caderno Rumo à Excelência 2009/2010, apresenta o Modelo de Excelência da Gestão, que está alicerçado sobre um conjunto de conceitos fundamentais descritos na publicação Conceitos Fundamentais da Excelência em Gestão.

De acordo com a FNQ (2009), os fundamentos da excelência expressam conceitos reconhecidos internacionalmente e que se traduzem em práticas ou fatores de desempenho encontrados em organizações líderes, de classe mundial, que buscam constantemente se aperfeiçoar e se adaptar às mudanças globais. Os fundamentos em que se baseiam os Critérios Rumo à Excelência e Compromisso com a Excelência são:

1. Pensamento sistêmico

2. Aprendizado organizacional

3. Cultura de inovação

4. Liderança e constância de propósitos

5. Orientação por processos e informações

6. Visão de futuro

7. Geração de valor

8. Valorização das pessoas

9. Conhecimento sobre o cliente e o mercado

10. Desenvolvimento de parcerias

11. Responsabilidade social

A seguir são apresentados, resumidamente, os conceitos de cada fundamento:

• Pensamento sistêmico - entendimento das relações de interdependência entre os diversos componentes de uma organização, bem como entre a organização e o ambiente externo.

As instituições, inclusive as hospitalares, são formadas por uma combinação complexa de recursos humanos e físicos, tecnológicos, cujo desempenho deve refletir sua missão, valores metas e objetivos institucionais.

Como sistemas vivos, as organizações precisam aprender a valorizar suas redes formais com pacientes/clientes, parceiros e fornecedores, bem como as redes que emergem espontaneamente entre seus integrantes e estes com o ambiente externo.

As redes informais de relacionamentos que as pessoas estabelecem dentro das organizações são fundamentais para o cumprimento de suas tarefas e para a disseminação de informações, agregando-lhes valor, mediante o compartilhamento dos conteúdos e contextos do conhecimento necessários à decisão.

A gestão de redes não se resume à utilização de ferramentas de tecnologia de informação para armazenar e compartilhar informações e conhecimento. É necessário criar um ambiente propício para a disseminação de conhecimento e experiências que inclua as redes informais.

> O pensamento sistêmico é mais facilmente demonstrado e compreendido pelas pessoas de uma organização quando esta adota um modelo de gestão e o dissemina de forma transparente, com monitoramento por meio de autoavaliações sucessivas.
>
> *(FNQ, 2009)*

• Aprendizado organizacional - busca e alcance de um novo patamar de conhecimento para a organização por meio da percepção, reflexão, avaliação e compartilhamento de experiências.

O aprendizado organizacional deve estar internalizado na cultura da organização, tornando-se parte do trabalho diário em todos os níveis e em quaisquer de suas atividades. Preservar e permitir a criação de conhecimento novo, ou seja, a gestão do conhecimento institucional é essencial para o seu crescimento e desenvolvimento.

A organização deve buscar o conhecimento compartilhado e o aprendizado coletivo. A gestão do conhecimento, apoiada em geração, codificação, disseminação e apropriação de conhecimento, valoriza e perpetua o capital intelectual.

> O aprendizado organizacional incentiva à experimentação, utiliza o erro como instrumento pedagógico, dissemina suas melhores práticas, compartilha informação e conhecimento, desenvolve soluções e implementa melhorias e inovações de forma sustentada.
>
> *(FNQ, 2009)*

Quadro 12: Blocos constitutivos do desenvolvimento de aprendizagem organizacional

Autores/ano	Definição de AO	Quem? (Sujeito)	O quê? (Conteúdo)	Quando? (Incentivos)	Resultado? (Eficiência)	Como? (Processos)
Cyert e March (1963)	AO é o comportamento adaptativo das organizações ao longo do tempo	Nível agregado da organização	Procedimentos operacionais padrão e regras organizacionais	Recursos abundantes	Adaptação a estados ambientais em mudança	Aprendizagem pela experiência

Autores/ ano	Definição de AO	Quem? (Sujeito)	O quê? (Conteúdo)	Quando? (Incentivos)	Resultado? (Eficiência)	Como? (Processos)
Argyris e Schön (1978)	AO é o processo pelo qual os membros organizacionais detectam erros ou anomalias e os corrigem ao reestruturar a teoria em uso da organização	Aprendizagem individual em organizações	Teorias em uso ou de ação	Compatibilidade ou incompatibilidade dos resultados esperados	Elo entre aprendizagem e ação aperfeiçoada	Compartilhamento de suposições
Fiol e Lynes (1985)	AO significa o processo de aperfeiçoar ações por meio de melhor compreensão e conhecimento	AO não é apenas a soma de aprendizagem individual	Padrões de associações cognitivas e/ou novas respostas ou ações (mudança cognitiva *versus* comportamental).	Tensão entre estabilidade e mudança	Alinhamento ambiental: melhoria do desempenho futuro	Aprendizagem de nível mais baixo como repetição do comportamento passado, aprendizagem de nível mais alto como desenvolvimento de associações complexas
Humber (1991)	Uma entidade aprende se, por meio do processamento de informações, os seus comportamentos potenciais se modificam	Conceito de entidade que inclui indivíduos, grupos, organizações, indústrias, sociedade	Informação/ conhecimento	Provavelmente não atendidos, uma vez que o autor busca descrever um amplo conjunto de subcategorias de aprendizagem	Âmbito de mudança de comportamento	Processamento de informação: aquisição, distribuição, interpretação e armazenagem de informação

Fonte: Easterby (2001) – Adaptado e resumido

• **Cultura de inovação:** promoção de um ambiente favorável à criatividade, experimentação e implementação de novas ideias que possam gerar um diferencial competitivo para a organização.

Se existe uma forma de fazer melhor... descubra-a.

Thomas Edison

A competitividade depende da capacidade de gerar continuamente ideias originais e incorporá-las a seus processos, produtos, serviços e relacionamentos, ou seja, da aplicação dos conhecimentos novos no dia a dia da instituição.

É importante gerar uma cultura que incentive a inovação, a capacidade de olhar para questões complexas de forma simples, em busca de soluções e respostas inovadoras, entender que a inovação em serviços depende muito mais de ideias do que de tecnologias, capacidade de entender que toda operação representa um risco e de que o erro só pertence a quem faz.

A promoção da cultura de inovação deve considerar mecanismos que incentivem a geração de ideias, tanto de forma espontânea como induzida, com relação a temas de interesse estratégico.

A capacidade de interação com o ambiente externo, assim como as redes de relacionamentos formais e informais, são também fatores essenciais para a criatividade.

A inovação não se reduz à criação de produtos, serviços, processos ou tecnologias que rompem com a maneira convencional de fazer as coisas, mas considera também mudanças que podem ter impactos abrangentes e duradouros na organização.

(FNQ, 2009)

• **Liderança e constância de propósitos:** atuação de forma aberta, democrática, inspiradora e motivadora das pessoas, visando ao desenvolvimento da cultura da excelência, à promoção de relações de qualidade e à proteção dos interesses das partes interessadas.

As lideranças devem atuar como mentores, devem ter visão sistêmica e abrangente (holística), ultrapassando as fronteiras da organização, percorrendo o macro e o microambientes, respeitando as restrições do curto prazo; comportamento ético, liderando pelo exemplo e habilidade de negociação.

A participação pessoal, ativa e continuada dos líderes cria clareza e unidade de propósito na organização. Seu papel inclui a criação de um ambiente propício à inovação e aperfeiçoamento constantes ao aprendizado organizacional e ao desenvolvimento da capacidade da organização de se antecipar e se adaptar com agilidade às mudanças no seu ecossistema.

A construção de um relacionamento baseado no respeito e na confiança mútua pressupõe comportamento ético e transparente. Esses princípios se aplicam a todos os aspectos do relacionamento com clientes, fornecedores, acionistas ou proprietários, órgãos do governo, sindicatos ou outras partes interessadas, e deve ser a base de um sistema de governança eficaz.

A ação da liderança deve conduzir ao estabelecimento e manutenção de relações de qualidade com todas as partes interessadas, de forma a obter seu comprometimento para concretizar a visão da organização.

> O levantamento e o mapeamento dos riscos buscam minimizar a probabilidade de eventos adversos aos objetivos estratégicos, ampliando assim as chances de sucesso. Desenvolver as competências do líder nessa área é requisito fundamental para a governança da organização.
>
> *(FNQ, 2009)*

• **Orientação por processos e informações:** compreensão e segmentação do conjunto das atividades e processos da organização que agreguem valor para as partes interessadas, sendo que a tomada de decisões e a execução de ações devem ter como base a medição e análise do desempenho, levando-se em consideração as informações disponíveis, além de incluir os riscos identificados.

Uma organização depende do funcionamento de um conjunto de atividades transformadoras interrelacionadas. Para agregar valor ao negócio, é essencial mapear e padronizar as atividades em processos e conhecer as necessidades e expectativas das partes interessadas (*stakeholders*).

A satisfação das partes interessadas é alcançada pela tradução de suas necessidades e expectativas em requisitos para os produtos e serviços e seu desdobramento para cada processo na cadeia de valor. Isto permite planejar e executar melhor as atividades, pela definição adequada de responsabilidades; uso dos recursos de modo mais eficiente; realização da prevenção e solução de problemas e eliminação de atividades redundantes, a fim de aumentar a produtividade.

Quando o domínio dos processos é pleno, há previsibilidade dos resultados, o que serve de base para a implementação de inovação e melhorias. A tomada de decisão, em todos os níveis da organização, deve se apoiar na análise de fatos, dados e informações dos ambientes interno e externo, abrangendo todas as partes interessadas. As medições devem refletir as necessidades e estratégias da organização e fornecer informações confiáveis sobre processos e resultados.

> Para dar eficácia ao processo de tomada de decisões, a organização deve dispor de sistemas estruturados de informação adequados às suas atividades e desenvolver formas de obtenção e uso sistemático de informações comparativas.
>
> *(FNQ, 2009)*

• **Visão de futuro**: compreensão dos fatores que afetam a organização, seu ecossistema e o ambiente externo no curto e no longo prazos, visando à sua perenização.

> A visão faz parte da construção da alma de uma instituição, assim como sua missão e seus valores.Para quem não sabe para onde vai, qualquer caminho serve.
>
> *Lewis Carrol*

A organização com visão de futuro pensa, planeja e aprende estrategicamente, obtendo resultados sustentáveis e de alto desempenho em suas atividades no presente e no futuro.

> O planejamento deve estar voltado para o sucesso no longo prazo e para os resultados no presente, sem comprometer o futuro em função de ganhos no curto prazo. Antecipar-se com agilidade e proatividade, além de adaptar-se às novas tendências do ambiente externo, às novas necessidades e expectativas das partes interessadas, aos desenvolvimentos tecnológicos, aos requisitos legais, às mudanças estratégicas dos concorrentes e às necessidades da sociedade é essencial ao sucesso de uma organização.
>
> *(FNQ, 2009)*

Para Geus (2000), a única vantagem competitiva de uma instituição do futuro será a sua capacidade de aprender mais rápido que seus competidores. As companhias de sucesso serão aquelas que estimularem, continuamente, seus gerentes a reverem suas visões do mundo.

• **Geração de valor**: alcance de resultados consistentes, assegurando a perenidade da organização pelo aumento de valor tangível e intangível de forma sustentada para todas as partes interessadas.

> Cada vez mais o capital perde o poder. O poder está com as
> pessoas que detém o conhecimento, porque são livres.
>
> *Peter Drucker*

Gerar valor para todas as partes interessadas (*stakeholders*) é o dever de todas as instituições que têm como visão perpetuar no mercado. Cada vez mais, as pessoas, de forma geral, buscam instituições que apresentam suas propostas de agregação de valor para todos os atores da sociedade. A instituição que age dessa forma enfatiza o acompanhamento dos resultados em relação às metas, à comparação destes com referenciais pertinentes e ao monitoramento da satisfação de todas as partes interessadas, obtendo sucesso de forma sustentada e adicionando valor para todas elas.

> A geração de valor depende cada vez mais dos ativos intangíveis, que atualmente representam a maior parte do valor das organizações. Além disso, o conhecimento tácito oriundo do trabalho em redes formais e informais também deve ser considerado.
>
> *(FNQ, 2009)*

- **Valorização das pessoas:** estabelecimento de relações com as pessoas, criando condições para que elas se realizem profissional e humanamente, maximizando seu desempenho por meio de comprometimento, desenvolvimento de competências e espaço para empreender.

> Você poderia tirar de mim as minhas fábricas, queimar meus prédios, mas se me der o meu pessoal, eu construirei, outra vez, todos os meus negócios.
>
> *Henry Ford*

As organizações existem, porque as pessoas existem e em seu todo formam um organismo vivo, repleto de diversidades, antagonismos e semelhanças, tudo em um mesmo lugar. Todo o conhecimento gerado em uma instituição é derivado das pessoas que nela atuam, logo, o sucesso das organizações depende cada vez mais das oportunidades de aprendizado das pessoas que as integram e de um ambiente favorável ao desenvolvimento de suas potencialidades (gestão do conhecimento, autodesenvolvimento, autorrealização).

Valorizar pessoas significa assegurar seu desenvolvimento, bem-estar e satisfação, criando práticas mais flexíveis e produtivas para atrair e reter talentos, bem como um clima organizacional participativo e agradável, que propicie um alto desempenho pessoal e organizacional.

> Criar uma cultura flexível e estimulante ao conhecimento, disseminar os valores e crenças da organização e assegurar um fluxo aberto e contínuo de informações são fundamentais para que as pessoas se automotivem e atuem com autonomia. Para assegurar a motivação e o comprometimento das pessoas mais talentosas, incumbidas de criar e disseminar o conhecimento dentro e fora da organização, é necessário dar-lhes livre acesso às suas redes internas e externas de relacionamentos.
>
> *(FNQ, 2009)*

- **Conhecimento sobre o cliente e o mercado:** conhecimento e entendimento do cliente e do mercado, visando à criação de valor de forma sustentada para o cliente e, consequentemente, gerando maior competitividade nos mercados.

> A melhor forma de ter consumidores para toda vida é oferecer a eles um negócio irrecusável: diga-me primeiro o que você quer e eu faço.
>
> *John Peppers*

A organização com foco no cliente, além de conhecer suas necessidades atuais e antecipar-se às suas expectativas, criando um clima de encantamento, assim como às dos clientes e mercados potenciais, busca estabelecer relações duradouras e de qualidade. Quando essas necessidades estão claras para toda a organização e não somente para as áreas diretamente envolvidas com os clientes, é possível desenvolver e oferecer produtos ou serviços diferenciados que irão satisfazer os clientes dos mercados atuais ou, mesmo, atingir novos segmentos. Sendo assim, a organização deve estar sempre atenta ao seu relacionamento com os clientes e a todas as características e atributos do produto ou serviço, pois são eles que adicionam valor aos mesmos, intensificam sua satisfação, determinam suas preferências e os tornam fiéis à marca, ao produto ou à organização. Organizações focadas no cliente também buscam identificar as características e atributos que diferenciam seu produto ou serviço daquele oferecido pela concorrência.

O foco no mercado mantém a organização atenta às mudanças que ocorrem à sua volta, principalmente quanto aos concorrentes e à movimentação dos clientes em relação a novas demandas e necessidades. A promoção da satisfação do cliente e a conquista de sua fidelidade por meio do estabelecimento de relações duradouras e a diferenciação em relação à concorrência são, portanto, fatores fundamentais para o aumento da competitividade da organização, configurando-se como uma questão estratégica.

(FNQ, 2009)

• **Desenvolvimento de parcerias:** desenvolvimento de atividades em conjunto com outras organizações, a partir da plena utilização das competências essenciais de cada uma, objetivando benefícios para ambas as partes.

As organizações modernas reconhecem que no mundo de hoje, onde as mudanças são permanentes e a demanda aumenta permanentemente, o sucesso pode depender das parcerias que elas desenvolvem. Essas organizações procuram desenvolver maior interação, relacionamento e atividades compartilhadas com outras organizações, além de parcerias estratégicas, de modo a permitir a entrega de valor agregado a suas partes interessadas por meio da otimização das suas competências essenciais. Essas parcerias podem ser com clientes, fornecedores, organizações de cunho social, ou mesmo com competidores, e são baseadas em benefícios mútuos claramente identificados.

O trabalho conjunto dos parceiros, apoiado em competências, conhecimento e recursos comuns, assim como o relacionamento baseado em confiança mútua, respeito e abertura, facilitam o alcance dos objetivos. As parcerias são usualmente estabelecidas para atingir um objetivo estratégico ou entrega de um produto ou serviço. Dessa forma, são formalizadas por um determinado período que envolve a negociação e o claro entendimento das funções de cada parte, bem como os benefícios decorrentes para ambas as partes.

(FNQ, 2009)

• **Responsabilidade social:** atuação que se define pela relação ética e transparente da organização com todos os públicos com os quais se relaciona, estando voltada para o desenvolvimento sustentável da sociedade, preservando recursos ambientais e culturais para gerações futuras, respeitando a diversidade e promovendo a redução das desigualdades sociais como parte integrante da estratégia da organização.

A Responsabilidade Social, assim como a ética, representa o início, o meio e o fim de uma instituição, independente do segmento e da área de atuação, e pressupõe o reconhecimento da sociedade como parte integrante do ecossistema da organização, com necessidades e expectativas que precisam ser identificadas, compreendidas e atendidas. Trata-se do exercício constante da consciência ética, moral e cívica da instituição, advinda da ampla compreensão de seu papel no desenvolvimento da sociedade. O respeito à individualidade, ao sentimento coletivo e à liberdade de associação, assim como a adoção de políticas não discriminatórias e de proteção das minorias são regras básicas nas relações da organização com a sociedade.

A organização deve buscar o desenvolvimento sustentável; identificar os impactos na sociedade que possam decorrer de suas instalações, processos, produtos e serviços, e executar ações preventivas para eliminar ou minimizar esses impactos em todos os seus ciclos de vida. Adicionalmente, busca preservar os ecossistemas naturais, conservar os recursos não renováveis e racionalizar o uso dos recursos renováveis, além do atendimento e da superação dos requisitos legais e regulamentares associados a seus produtos, serviços, processos e instalações. O exercício da cidadania pressupõe o apoio a ações de interesse social e pode incluir a educação e a assistência comunitária; a promoção da cultura, do esporte e do lazer, e a participação no desenvolvimento nacional, regional ou setorial.

A liderança na cidadania implica influenciar outras organizações, públicas ou privadas, a se tornarem parceiras nesses propósitos e, também, estimular as pessoas a se engajarem em atividades sociais.

(FNQ, 2009)

3.4.3 Modelo de Excelência da Gestão (MEG)

Da mesma forma, de acordo com a FNQ (2009), o Modelo de Excelência da Gestão (MEG) é concebido, tendo como base os fundamentos da excelência e sendo constituído por oito critérios:

1. Liderança

2. Estratégias e planos

3. Clientes

4. Sociedade

5. Informações e conhecimento

6. Pessoas

7. Processos

8. Resultados

No modelo, os fundamentos da excelência são expressos em características tangíveis (mensuráveis quantitativa ou qualitativamente), denominadas de requisitos. Estes são agrupamentos cujo objetivo maior é reproduzir de forma lógica a condução de um negócio. Já os agrupamentos são denominados de critérios (e itens, no caso do rumo à excelência).

O Modelo de Excelência da Gestão é representado pelo diagrama mostrado a seguir.

Figura 5: Modelo de Excelência da Gestão (MEG)

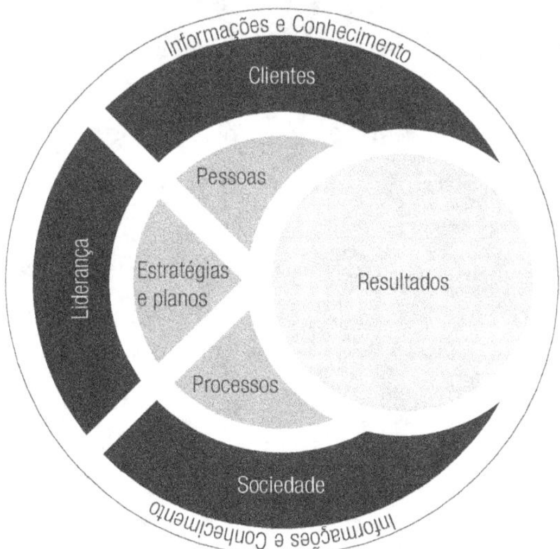

Fonte: FNQ (2009)

A figura que representa o Modelo de Excelência da Gestão (MEG) simboliza a organização, considerada um sistema orgânico e adaptável, que interage com o ambiente externo. Sugere que os elementos do modelo, imersos num ambiente de informações e conhecimento, relacionam-se de forma harmônica e integrada, voltados para a geração de resultados. Embora o desenho admita diferentes interpretações, a que melhor descreve o modelo utiliza o conceito de aprendizado, segundo o ciclo de PDCL (*Plan, Do, Check e Learning*) como descrito a seguir:

• A liderança, de posse de todas essas informações, estabelece os princípios da organização, pratica e vivencia os fundamentos da excelência, impulsionando, com seu exemplo, a cultura da excelência na organização;

• As estratégias são formuladas pelos líderes para direcionar a organização e o seu desempenho, e para determinar sua posição competitiva. São estabelecidas metas que consideram as projeções da demanda e o desempenho projetado dos concorrentes. As estratégias são desdobradas em todos os níveis da organização em planos de ação, de curto e longo prazos.

Recursos adequados são alocados para assegurar a implementação das estratégias. As estratégias, as metas e os planos são comunicados paras as pessoas da força de trabalho e, quando pertinente, para as demais partes interessadas. A organização avalia permanentemente planos e responde rapidamente às mudanças nos ambientes interno e externo;

• As pessoas que compõem a força de trabalho devem estar capacitadas e satisfeitas, atuando em um ambiente propício à consolidação da cultura da excelência, para executar e gerenciar adequadamente os processos, criando valor para os clientes a fim de aperfeiçoar o relacionamento com os fornecedores. A organização planeja e controla seus custos e investimentos. Os riscos financeiros são quantificados e monitorados;

• **Os resultados:** para efetivar a etapa do Controle (C), são mensurados os resultados em relação a: situação econômico-financeira, clientes e mercado, pessoas, sociedade, processos principais do negócio e processos de apoio, e fornecedores. Os efeitos gerados pela implementação sinérgica das práticas de gestão e pela dinâmica externa à organização podem ser comparados às metas estabelecidas para eventuais correções de rumo ou reforços das ações implementadas;

• **As informações e o conhecimento:** esses resultados, em forma de informações e conhecimento, retornam a toda a organização, para que esta possa executar as ações e buscar o aprendizado organizacional. Essas informações representam a inteligência da organização, viabilizando a análise do desempenho e a execução das ações necessárias, em todos os níveis. A figura enfatiza as informações e o conhecimento como elementos que permitem a inter-relação de todos os critérios e, portanto, entre todos os elementos que constituem a organização. A gestão das informações e dos ativos intangíveis é um elemento essencial à jornada em busca da excelência.

Sendo assim, o conjunto das respostas aos requisitos de cada critério de processos gerenciais deve demonstrar a aplicação integrada das práticas da gestão da organização e comprovar que o mesmo é implementado segundo a dinâmica do diagrama de gestão a seguir, visando ao aprendizado organizacional. A descrição das práticas de gestão deve, sempre que possível, ser reforçada com a apresentação de exemplos que demonstrem a sua aplicação. É particularmente importante que sejam apresentados, também, exemplos de melhorias em implementação, ou já implantadas nos últimos anos, como forma de evidenciar o aprendizado organizacional.

ANGERAMI, C. V. A. Psicologia hospitalar: teoria e prática. São Paulo: Pioneira, 1994.

________. E a Psicologia entrou no Hospital. São Paulo: Pioneira, 2001.

ARTMANN, Elizabeth. Ar76d Gestão Stratégique (gestão estratégica hospitalar): um enfoque que busca mudança através da comunicação e da solidariedade em rede / Elizabeth Artmann. Campinas, SP : [280p], 2002.

Associação Brasileira de Normas Técnicas – ABNT (2000). NBR ISO 9001. Sistemas de Gestão da Qualidade - Requisitos . Rio de Janeiro: ABNT, 21 p.

AZEVEDO CS. Gerência hospitalar: a visão dos diretores de hospitais públicos do município do Rio de Janeiro. Dissertação de mestrado. Instituto de Medicina Social, Universidade Federal do Rio Janeiro, Rio de Janeiro, 1993.

BALLINT, M. O médico, seu paciente e a doença. Rio de Janeiro/São Paulo: Livraria Atheneu, 1975.

BARÇANTE, L.C., CASTRO, G.C. Ouvindo a voz do cliente – transforme seu funcionário num parceiro. 3 ed. Rio de Janeiro: Qualitymark, 1999.

________. PARASURAMAN, A. Serviços de marketing: competindo através da qualidade. São Paulo: Maltese, 1995.

BERWICK DM. Aplicando o gerenciamento da qualidade nos serviços de saúde, pp. 18-27. In DM, 1994.

BERWICK, AB; GODFREY J. R.Melhorando a qualidade dos serviços médicos, hospitalares e da saúde. São Paulo: Makron Books, 1994.

BORBA, R. Marketing hospitalar: implementação, estratégia, casos práticos. Rio de Janeiro: Cultura Médica, 1989.

________. O marketing hospitalar e a diversificação dos serviços e da clientela como fator de sobrevivência do hospital. Revista Hospital – Administração e Saúde, v.15, n.6, p.247- 253, nov./dez.1991.

BRASIL, MINISTÉRIO DA SAÚDE. Política nacional de humanização. Humaniza SUS. Disponível em: http://portal.saude.gov.br/saude/visualizar_texto.cfm?idtxt=22387. Acesso em 03/08/2009.

________. MINISTÉRIO DA SAÚDE. REDE HUMANIZA SUS. Disponível em: http://www.redehumanizasus. net/glossary/term/138 . Acesso em 03/08/2009.

________. Ministério da Saúde. Secretaria de Políticas de Saúde. Manual Brasileiro de Acreditação Hospitalar. Brasília: REFORSUS, 2 ed., 1999.

CAMACHO JLT. Qualidade total para os serviços de saúde. São Paulo: Nobel, 1998.

CAMPOS FE; ALBUQUERQUE EM. As especificidades contemporâneas do trabalho no setor saúde: notas introdutórias para uma discussão, pp. 41-69. In Castro JL & Santana JP (org.). Negociação coletiva do trabalho em saúde. OPAS/OMS UFRN/NESC, Brasília-Natal, 1998.

Comunicação nas empresas. Harvard Business Review. Rio de Janeiro: Campus, 2001.

CASTILHO, A. Construindo equipes para alto desempenho. Rio de Janeiro: Qualitymark, 1998.

CHIAVENATO, I. Gestão de Pessoas: o novo papel dos recursos humanos nas organizações. -3. ed.- Rio de Janeiro: Campus, 2008.

________. Os Novos Paradigmas: como as mudanças estão mexendo com as empresas. 5ª Ed. Baurei, SP: Mamole, 2008.

COOPER, R. C. Winning at new products. Reading, MA: Addison-Wesley, 1986.

COSTA, Eliezer Arantes da. Gestão Estratégica: da empresa que temos para a empresa que queremos. 2ª Ed. – São Paulo: Saraiva, 2007.

COTRIM, C. P.; HELLUY, H.. O marketing hospitalar e seus efeitos colaterais. Marketing, v.26, n.234, p.52-53, jan. 1993.

DEMING, W. E. Qualidade: A Revolução da Administração. Rio de Janeiro: Marques Saraiva, 1990.

DENTON, D. Keith. Qualidade em Serviços: o Atendimento ao Cliente como Fator de Vantagem Competitiva. São Paulo: McGraw-Hill do Brasil: 1991.

DI SERIO, Luiz Carlos, VASCONCELOS, Marcos Augusto. Estratégia e Competitividade Empresarial: inovação e criação de valor. São Paulo: Saraiva, 2009.

FERNANDES, Bruno H. R. Administração Estratégica: da competência empreendedora à avaliação de desempenho. São Paulo: Saraiva, 2005.

FNQ - Fundação Nacional da Qualidade Critérios Compromisso com a Excelência e Rumo à Excelência / Fundação Nacional da Qualidade. - São Paulo: Fundação Nacional da Qualidade, 2009.

GOLEMAN. D. Inteligência Emocional. A teoria revolucionária que redefine o que é ser inteligente. – 18. ed. -.Rui de Janeiro: Objetiva, 1995.

GONÇALVES, Ernesto Lima, Org. Gestão Hospitalar: administrando o hospital moderno. São Paulo: Saraiva, 2006.

GRAHAM, N. O. Quality Assurance in Hospitals – Strategies for Assessment and Implementation. Maryland: Aspen Publishers, 1990.

GREGÓRIO, R. Marketing Médico: criando valor para o pacienta. Rio de Janeiro: Editora DOC, 2009.

GURGEL Júnior, G. D. & Vieira, M. M. F., 2002.

ISHIKAWA K. Controle da Qualidade Total à Maneira Japonesa. Rio de Janeiro: Campus, 1993.

KOTLER, Philip. Administração de marketing: São Paulo: Prentice Hall, 2008.

_______ Princípios de marketing: São Paulo: Prentice Hall, 2008.

LAWRENCE, P.P. & LORSCH, J.H. Adapter les Structures de l'Entreprise. Éditions d'Organisation, 1973.

LEVITT, Theodore. Miopia em marketing. Harvard Business Review. 1960. In: Coleção

Harvard de Administração 1. São Paulo: Editora Nova Cultural, 1986.

LUSSARI, WR; SCHMIDT, I.T. Gestão Hospitalar: mudando pela educação continuada. São Paulo: Arte & Ciência, 2003.

LUZ, Ricardo. Clima Organizacional. Rio de Janeiro: Editora Qualitymark, 1995.

MARTINS, M. C. F. Humanização das relações assistenciais de saúde: a formação do profissional de saúde. São Paulo: Casa do Psicólogo, 2001.

McKENNA, Regis. Marketing de relacionamento: estratégias bem-sucedidas para a era do

cliente. Rio de Janeiro: Campus, 1993.

MINTZBERG, H. Adhocracia pp. 250-277. In. Criando organizações eficazes: estruturas em cinco configurações. São Paulo: Atlas, 1995.

MIRSHIWKA, V. Hospital: fui bem atendido, a vez do Brasil. São Paulo: Makron Books, 1994.

NOGUEIRA, LCL. Gerenciando pela qualidade total na saúde. Belo Horizonte: EDG, 1999.

NOGUEIRA, RP. Perspectivas da qualidade em saúde. Rio de Janeiro: Editora Qualitymark, 1994.

NOVAES, Humberto de Moraes PAGANINI, José María. Padrões e Indicadores de Qualidade para Hospitais (Brasil). Washington: Organização Pan-Americana da Saúde, 1994.

OMS 1994. Contribuições sobre a gestão da qualidade em educação médica. Série Desenvolvimento de recursos humanos n. 7. Brasília, DF.

Organização Nacional de Acreditação. Manual da Organização Nacional de Acreditação –Manual das Organizações Prestadoras de Serviços Hospitalares. Brasília: ONA, 2001.

________. Manual da Organização Nacional de Acreditação – Normas Orientadoras. Brasília: ONA, 2000.

PEPPERS, D.; ROGERS, M.. Marketing um a um: marketing individualizado na era

do cliente. Rio de Janeiro: Campus, 1994.

PORTER, Michael E. A vantagem competitiva das nações. Rio de Janeiro, Campus, 1989.

________. Vantagem Competitiva: criando e sustentando um desempenho superior. Rio de Janeiro, Campus, 1992.

________. Estratégia Competitiva: técnicas para análise de indústrias e da concorrência. Rio de Janeiro, Campus, 2004.

QUINTO NETO A & GASTAL FL. Acreditação hospitalar: proteção dos usuários dos profissionais e das instituições de saúde. Porto Alegre: Ed. Dacasa, 1997.

________ A. A busca da qualidade nas organizações de saúde. Porto Alegre: Editora Dacasa, 2000.

________. Processo de Acreditação: a Busca da Qualidade nas Organizações de Saúde. Porto Alegre: Dacasa: Palmarica, 2000.

RIVERA FJU. Cultura e liderança comunicativa, pp. 185-218. In FJU Rivera (org.). Análise estratégica em saúde e gestão pela escuta. Rio de Janeiro: Fiocruz, 2003.

ROCHA, A. MELLO, R. (org.). Marketing de Serviços: casos brasileiros. São Paulo: Atlas, 2000.

SCHEIN, E. Psicologia Organizacional. Rio de Janeiro: Prentice Hall, 1982.

SENGE, Peter M. A Quinta Disciplina. São Paulo: Editora Best Seller, 2002.

STONER, J.A. F.; FREEMAN, R. E. Administração. Rio de Janeiro: LTC, 1999.

URDAN, André T.; HUERTAS, Melby K. Z. O médico e a qualidade percebida pelo paciente. In: ENCONTRO DA ANPAD - ENANPAD, 27, 2003, Atibaia. Anais eletrônicos... Atibaia, 2003.

TACHIZAWA, Takeshy, FERREIRA, Victor Cláudio & FORTUNA, Antonio Alfredo M. Gestão com pessoas. Rio de Janeiro: FGV, 2001.

VAVRA, T. G. Marketing de relacionamento. São Paulo: Atlas, 1992.

VERGARA, Sylvia Constant. Gestão de Pessoas. São Paulo: Editora Atlas, 1999.

WHITELEY, R. A empresa totalmente voltada para o cliente. Rio de Janeiro: Campus, 1999.

WRIGHT, Peter, MARK J. Kroll, JONH Parnell. Administração Estratégica: conceitos. 1ª ed. – 11ª reimp. - São Paulo: Atlas, 2010.

ZANON U, Marangoni DV. Complicações infecciosas hospitalares. In Schechter M e Marangoni DV. Doenças infecciosas: conduta diagnóstica e terapêutica. Rio de Janeiro: Guanabara Koogan, 1999.

________. Complicações infecciosas hospitalares. In Schechter M e Marangoni DV. Doenças infecciosas: conduta diagnóstica e terapêutica. Rio de Janeiro: Guanabara Koogan, 1994.

Leia também da Editora DOC

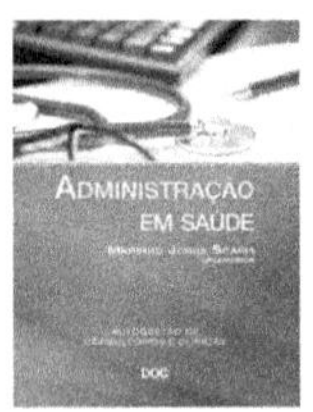

ADMINISTRAÇÃO EM SAÚDE
Marinho Jorge Scarpi (Org.)

Organizado por Marinho Jorge Scarpi, este livro é um guia completo para gestão em saúde, tanto de pequenos consultórios quanto em clínicas de maior porte.

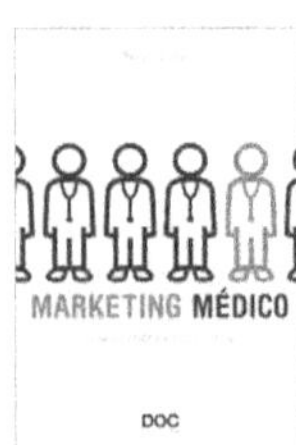

MARKETING MÉDICO - CRIANDO VALOR PARA O PACIENTE
Renato Gregório

O livro Marketing médico - criando valor para o paciente apresenta ao médico as principais ferramentas e conceitos do marketing, sempre aplicando-os de maneira prática e objetiva ao cotidiano de consultórios e clínicas.

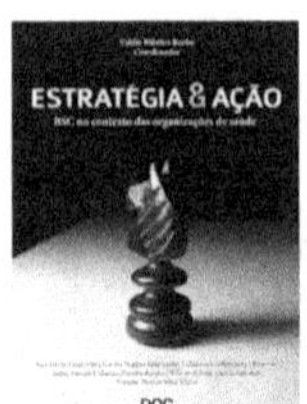

ESTRATÉGIA E AÇÃO: BSC NO CONTEXTO DAS ORGANIZAÇÕES DE SAÚDE
Valdir Ribeiro Borba

Neste livro, Valdir Borba reúne um grupo de pesquisadores e administradores para apresentar a ferramenta BSC para as organizações de saúde.

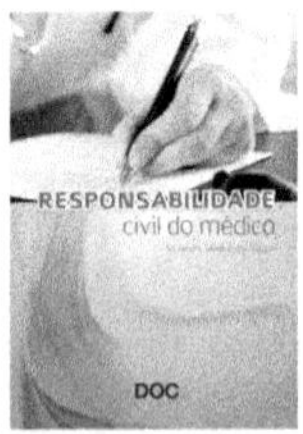

RESPONSABILIDADE CIVIL DO MÉDICO
Alexandre Martins dos Santos

Este livro apresenta um conteúdo completo sobre a responsabilidade civil do médico. O autor não apenas explica a teoria, como apresenta a legislação vigente, a jurisprudência em diversos casos, além de comentar e analisar situações.

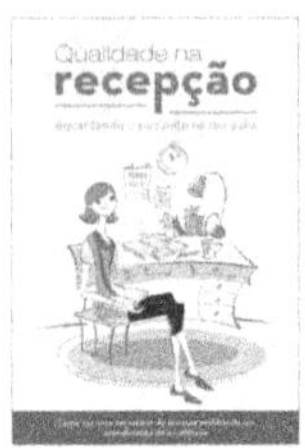

QUALIDADE NA RECEPÇÃO
Ana Paula C. Ferreira

Este traz uma abordagem objetiva e prática para que recepcionistas e secretárias de consultórios e clínicas possam desenvolver suas carreiras e ao mesmo tempo colaborar para o atendimento médico de excelência.

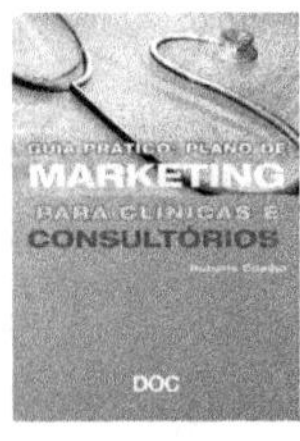

GUIA PRÁTICO: PLANO DE MARKETING PARA CLÍNICAS E CONSULTÓRIOS
Rubens Coelho

Este livro é verdadeiramente um guia prático, que apresentará brevemente os principais itens para o planejamento de negócios em saúde.

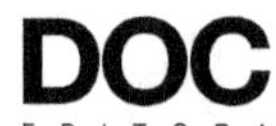